Angelika Maaser

**Wechseljahre – natürlich!**

aethera®

die heilenden Kräfte im Menschen stärken,
die Bildung des eigenständigen Urteils unterstützen,
die Initiativbereitschaft von Patienten und Verbrauchern fördern.

*Über dieses Buch:* Unser Blick auf die Wechseljahre hat sich in den letzten Jahrzehnten deutlich verändert. Viele Frauen haben den Wunsch, diese Zeit nicht mehr in erster Linie als Schwelle zum Alter zu erleben, sondern als eine natürliche Umbruchphase, aus der viel Neues und Positives entstehen kann. Lebenserfahrung und daraus resultierende Gelassenheit geben uns die Möglichkeit, unser Leben bewusst in die Hand zu nehmen. Dieses Buch gibt reichhaltige Hilfen, körperlichen und seelischen Veränderungen selbstbestimmt zu begegnen.

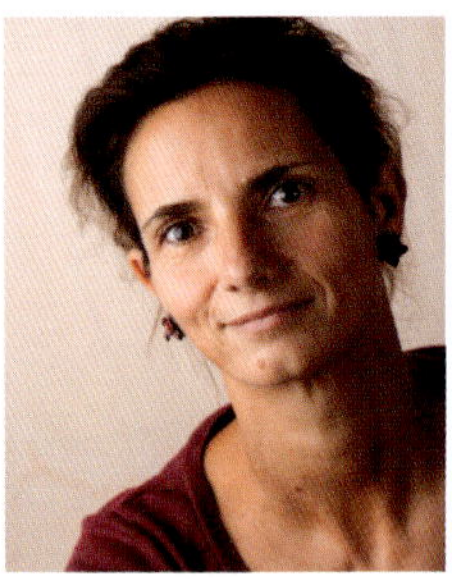

*Die Autorin:* **Angelika Maaser**, geboren 1963, studierte in Berlin Medizin und ist Fachärztin für Frauenheilkunde und Geburtshilfe mit Zusatzqualifikationen in den Bereichen Naturheilverfahren / Homöopathie und Anthroposophische Medizin. 2015 absolvierte sie den Abschluss als Psychotherapeutin (Tiefenpsychologie mit dem Schwerpunkt Traumatherapie). Seit vielen Jahren ist sie nicht nur als niedergelassene Ärztin tätig, sondern auch in der Ausbildung junger Ärzt:innen. Darüber hinaus hält sie Vorträge über Frauennaturheilkunde und leistet regelmäßig humanitäre Einsätze in Katastrophengebieten.

Angelika Maaser

# Wechseljahre – natürlich!

## Veränderungen, Behandlungsmöglichkeiten, neue Perspektiven

aethera®

**Wichtiger Hinweis:**
Sämtliche Angaben und Empfehlungen in diesem Buch wurden sorgfältig überprüft und in Übereinstimmung mit dem neuesten Wissensstand erarbeitet. Bei Heilmittel- oder Therapie-Empfehlungen handelt es sich um eine subjektive Auswahl ohne Anspruch auf Vollständigkeit, in der sich die Verordnungspraxis der Autorin spiegelt.
Die Nennung von Handelsnamen oder Warenbezeichnungen geschieht im Rahmen der allgemeinen Pressefreiheit ohne Rücksicht auf Erzeugerinteressen; eine Werbeabsicht ist damit keinesfalls verbunden.
Angaben zu Medikamenten und therapeutischen Maßnahmen erfolgen mit der Einschränkung, dass Dosierungs- und Anwendungshinweise durch neue Erkenntnisse in der Forschung, klinische Erfahrungen und das sich verändernde Angebot an Präparaten dem Wandel der Zeit unterworfen sein können. Da auch menschliche Irrtümer und Druckfehler nie ganz auszuschließen sind, wird für Anwendungs- und Dosierungshinweise sowie für die Wirkung der Präparate keine Gewähr übernommen.
Jede Benutzerin bzw. jeder Benutzer wird dringend aufgefordert, die Angaben in diesem Buch anhand der Herstellerinformationen auf dem Beipackzettel auf ihre Richtigkeit zu überprüfen und die dort gegebenen Empfehlungen für die Dosierung und Kontraindikationen zu beachten. In Zweifelsfällen sollte immer ein Arzt bzw. eine Ärztin oder ein:e Angehörige:r der Heilberufe aufgesucht werden, insbesondere wenn die Beschwerden über mehrere Tage andauern. Die Angaben in diesem Buch sind weder dazu bestimmt noch geeignet, einen notwendigen Arztbesuch zu ersetzen. Eine Haftung vonseiten der Autorin oder des Verlages für Personen-, Sach- und Vermögensschäden ist ausgeschlossen.
Trotz sorgfältiger inhaltlicher Kontrolle übernehmen wir keine Haftung für die Inhalte externer Links. Für den Inhalt der genannten Seiten sind ausschließlich deren Betreiber:innen verantwortlich.

ISBN 978-3-8251-8023-2

Ⓔ Auch als eBook erhältlich

aethera® ist ein Imprint des Verlags Urachhaus, Stuttgart
Landhausstraße 82, 70190 Stuttgart
www.aethera.de


Umschlagabbildung: © Shutterstock / mimagephotography
Layout und Satz: Manfred Christ
Einbandgestaltung: Klaus H. Pfeiffer
Druck: Print Best, Viljandi, Estonia

FSC
www.fsc.org
MIX
Papier | Fördert gute Waldnutzung
FSC® C129413

# Inhalt

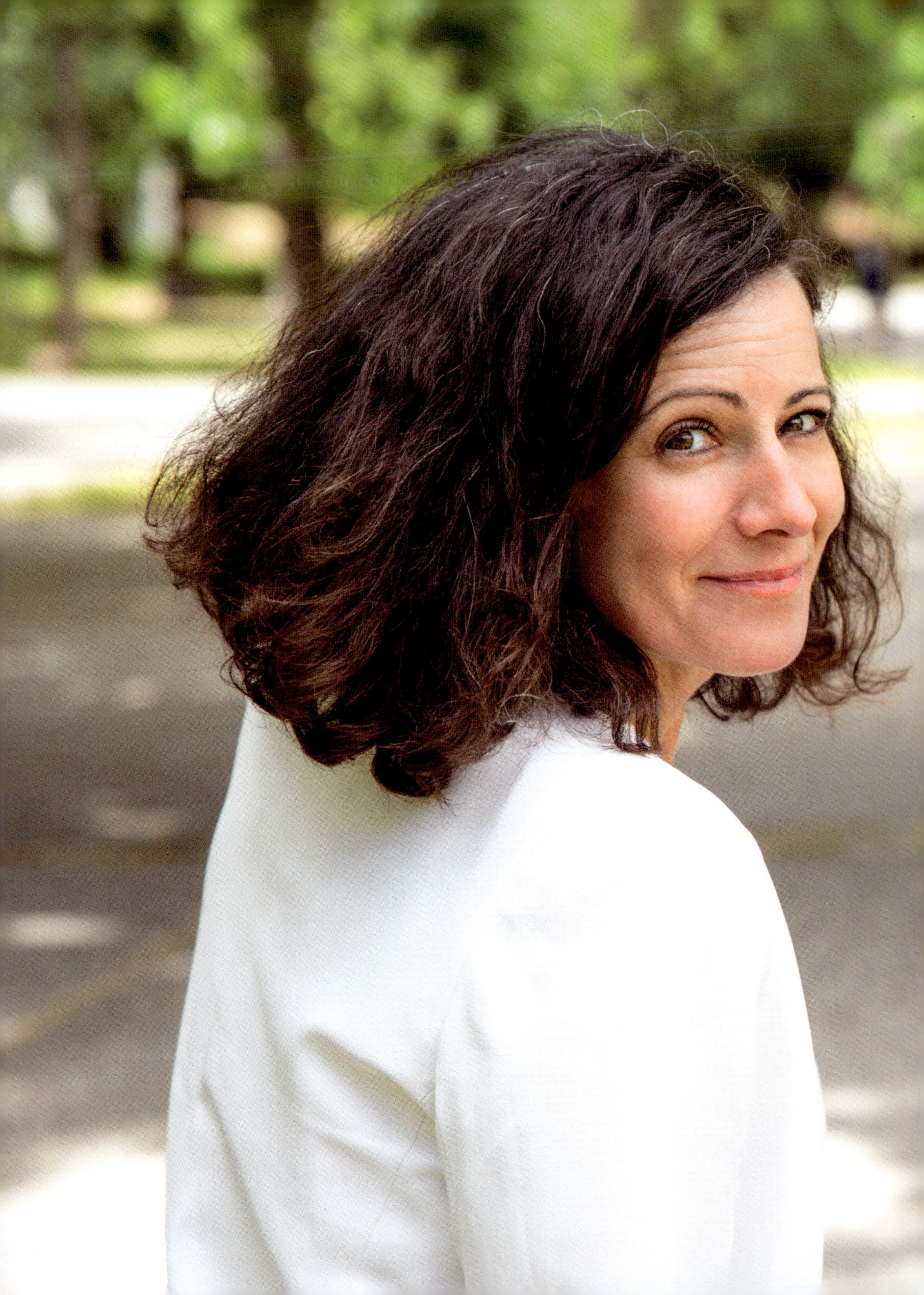

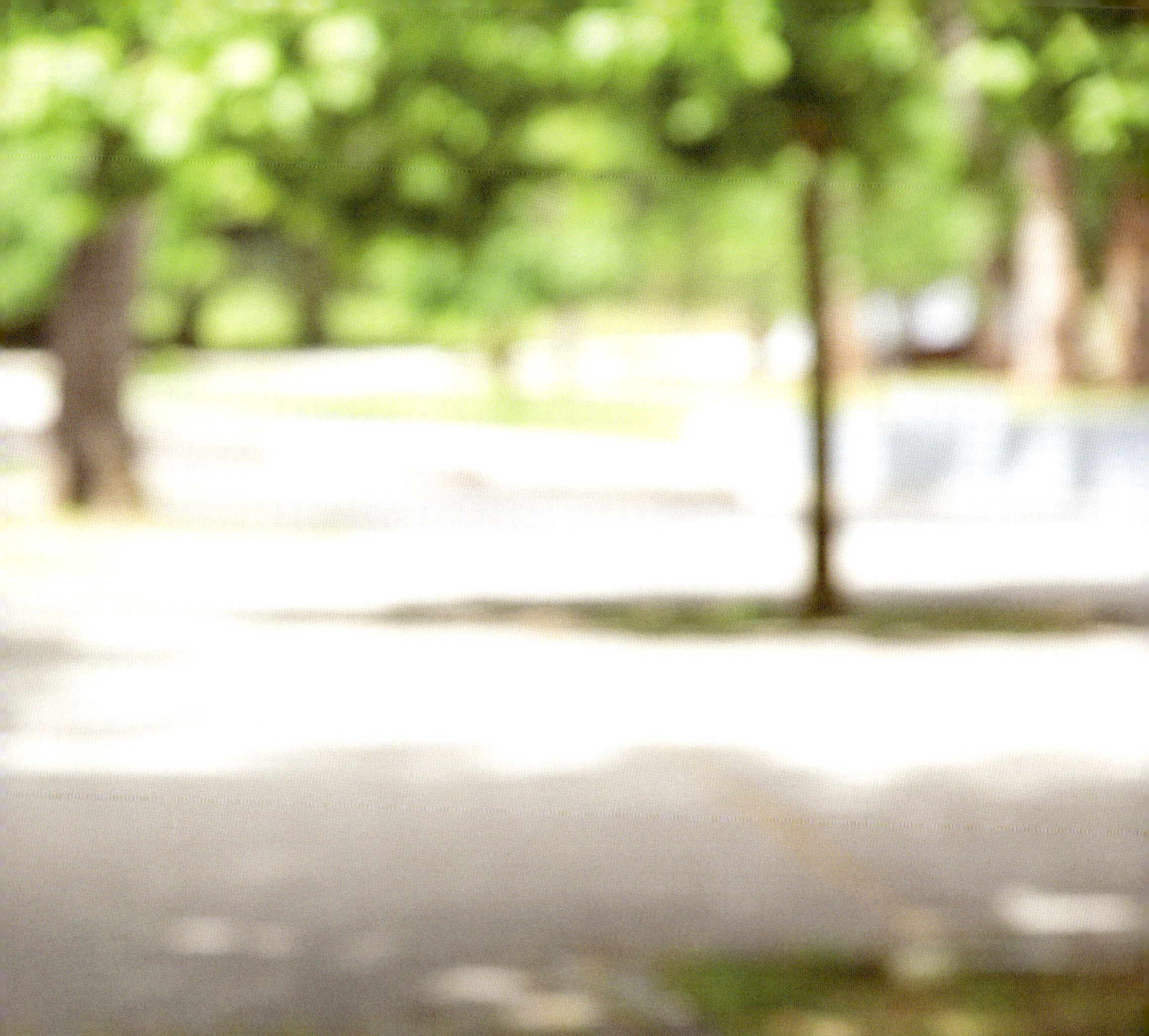

# Einleitung

***Das Leben gehört den Lebendigen an, und wer lebt, muss auf Wechsel gefasst sein.***

*Johann Wolfgang von Goethe*[1]

*Liebe Leserin,*

mit großer Freude habe ich an diesem Ratgeber *Wechseljahre – natürlich!* gearbeitet, fließen doch dreißig Jahre gelebter Erfahrungen und vielfältiger Erlebnisse mit Frauen in den Wechseljahren dort ein. In dieser Zeit konnte ich mitverfolgen, wie sich der Blick auf Frauen, das Altern, Hormontherapien, Individualität teils wellenförmig, teils wie ein Donnerhall wandelte.

*nahezu unerschöpfliches Wissen*

Wir verfügen heute über einen nahezu unerschöpflichen Zugang zu Wissen, aus wissenschaftlicher Forschung, aus altem weisen Wissen und dem Wissen der Schwarmintelligenz, sodass wir wie nie zuvor die Möglichkeit haben, unseren eigenen Weg zu gehen durch diese Umbruchphase, die alle Frauen mit biologischer Notwendigkeit trifft. Diese Fülle von Wissensmöglichkeiten kann auch überfordernd sein, wie es im heutigen Medizinbetrieb Patientinnen oft erleben. Ich hoffe, Ihnen mit diesem kleinen Ratgeber einen roten Faden an die Hand zu geben, mit dem es Ihnen gelingen kann, den für Sie richtigen Weg zu finden und die Wechseljahre als ein großes Geschenk zu begreifen, das uns Frauen ermöglicht und manchmal auch zwingt, uns zu entwickeln und zu uns selber zu kommen.

## Zum Sprachgebrauch

Ein besonderes Augenmerk möchte ich auf die Sprache richten, da sie unser Denken und unser Empfinden maßgeblich beeinflusst und wir gerade in sensiblen Bereichen mit und durch Sprache heilen oder auch verletzen, ja sogar traumatisieren können.

Zum einen werde ich von Frauenärztinnen sprechen oder Gynäkologinnen, da die Mehrheit der ambulant Tätigen in unserem Fachgebiet weiblich ist. Männliche Kollegen dürfen sich mitgemeint fühlen.

*wertschätzende, traumasensible Sprache*

Darüber hinaus ist eine wertschätzende, traumasensible Sprache im Umgang mit dem weiblichen Körper und seinen Organen wichtig, deshalb begrüße ich die aktuellen Diskussionen über den Umgang mit Sprache und Begriffen sehr, weil sie mehr Sensibilität schaffen. Ob nun jede Straße umbenannt werden muss oder der Glottisschlag notwendig ist, mag der Beurteilung jeder Einzelnen überlassen sein. Wichtig ist, dass uns darüber deutlich werden kann, welche Macht unsere Sprache und die Benennungen haben.

Fast täglich begegnen mir zum Beispiel Frauen, die mich entschuldigend darauf hinweisen, dass ihre Gebärmutter nach vorne oder nach hinten geknickt sei. Durch diese Beurteilung ist in ihnen das Empfinden geweckt worden, etwas sei nicht ganz in Ordnung. Die Gebärmutter ist fast immer geknickt, entweder nach vorn oder nach hinten oder ein bisschen zur Seite, sie darf an verschiedenen Stellen im Unterleib sein, alles ist richtig und bedarf keiner Beurteilungen, die schnell als nicht wertschätzend empfunden werden. Besonders wichtig ist eine diesbezügliche Aufmerksamkeit bei Ärztinnen oder Therapeutinnen, erhoffen sich doch hier die Menschen gute Nachrichten, in dem Sinne, dass alles in Ordnung sei.

*Defizitschilderungen*

Gerade die Beschreibung der Wechseljahre war jahrzehntelang von Defizitschilderungen geprägt, von Mangel, Insuffizienz oder dem Versagen der Hormonproduktion. Hier gilt es neue Worte zu finden, die den Sachverhalt benennen, ohne ihn zu beschönigen oder zu verschleiern. Eine geschätzte Kollegin von mir spricht vom »Spurwechsel der Frau«, ein – wie ich finde – einfühlsames Bild.

Für die Benennung der weiblichen Organe benutze ich die gebräuchlichen medizinischen Bezeichnungen, auch wenn das Wort »Scheide« in der Konnotation von Ummantelung des spaltenden Schwertes problematisch ist. Persönlich mag ich das Wort Schoß und Schoßraum gerne, habe aber die Sorge, dass es für viele Leserinnen ungewohnt ist. »Venus« statt »Scham« in allen Zusammensetzungen zu benutzen, sollte heute selbstverständlich sein, unsere weiblichen Organe sind nichts, was schambesetzt sein sollte.

*wechselnde Perspektiven*

Und noch ein Exkurs zur Sprache: Sprachliche Bilder sind sehr wirkmächtig und wie kaum eine andere plastische Sprachgestaltung dazu angetan, uns Dinge nahezubringen. Auf der anderen Seite können sie gerade durch diese Wirkmächtigkeit den Blick verengen. Deshalb tun wir gut daran, uns nicht mit einem Blick auf die Dinge zufriedenzugeben, sondern uns zu üben, wechselnde Perspektiven einzunehmen.

Ich erinnere mich hier an eine Psychotherapiepatientin, die in einer vorangegangenen Psychotherapie gelernt hatte, dass ihre Mutter wie ein schwarzes Loch gewesen sei, das alle Energie und Lebensfreude aus der Patientin herausgezogen habe. Dies hatte sich in der Patientin festgesetzt und diente fortan als Erklärung für viele Schwierigkeiten in ihrem Leben. Erst langsam konnten wir Stück für Stück in der weitergehenden Therapie herausfinden, dass dieses schwarze Loch *eine* Seite ihrer Mutter gewesen ist, der viele andere, durchaus auch positive, gegenüberstanden.

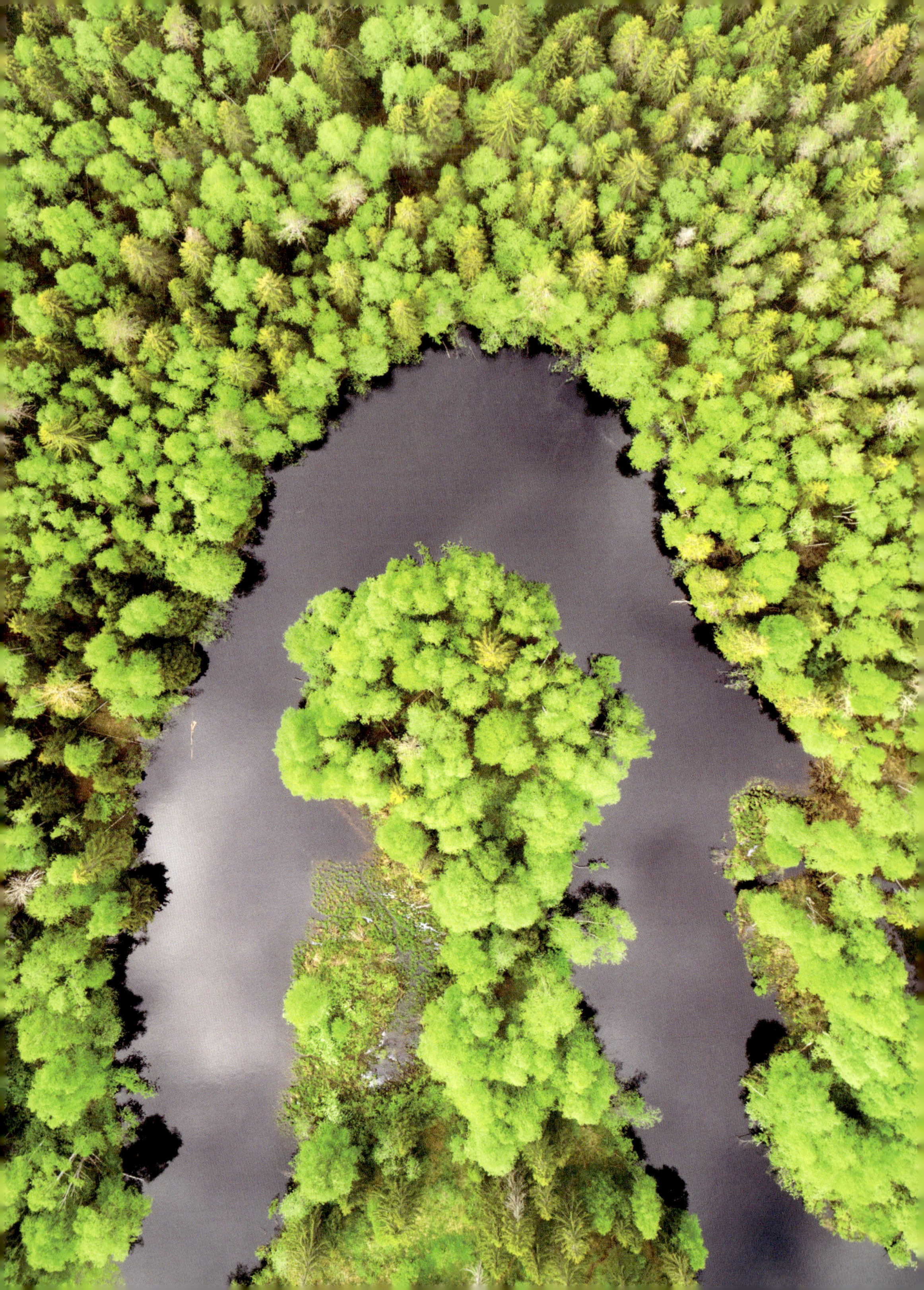

## Zum Aufbau

Eine der größten Schwierigkeiten beim Schreiben dieses Ratgebers war die Struktur. Was sind körperliche Veränderungen, was sind seelische Veränderungen, was ist der Hormonveränderung zuzuordnen, was sind altersbedingte Veränderungen in der Vitalität und wie bedingen sich all diese gegenseitig? Anders als in vielen Diagrammen dargestellt, sind Hormone kein einfacher Regelkreis von Ursache und Wirkung, sondern ein filigranes Netzwerk sich bedingender Gegebenheiten.

*diffizile Wechselwirkungen*

Formt das Wasser das Bachbett oder bestimmt das Bachbett den Lauf des Wassers? Diese diffizilen Wechselwirkungen bestimmen auch den Lauf der Therapie. Meine seelische Gestimmtheit und mein Verhalten können mein körperliches Befinden beeinflussen. Dieses wiederum bildet die Grundlage für bestimmtes Verhalten oder eine Stimmung. So darf die Frage, ob die Beschwerden körperlichen oder seelischen Ursprungs und wie sie zu behandeln sind, ihren polarisierenden Charakter verlieren, und die Patientin und ich können in allen Bereichen nach Wegen suchen, gut mit ihrer Situation umzugehen. Genauso dürfen Sie in diesem Buch darüber stolpern, warum Veränderungen an einer Stelle beschrieben werden, wo Sie diese doch an einer anderen erwartet hätten.

***Bei den Heilmittel-Empfehlungen*** in diesem Buch sind zumeist konkrete Dosierungsanweisungen gegeben. Hier ist zu beachten, dass es sich dabei immer nur um allgemeine Empfehlungen handeln kann, die an die individuelle Situation angepasst werden sollten.

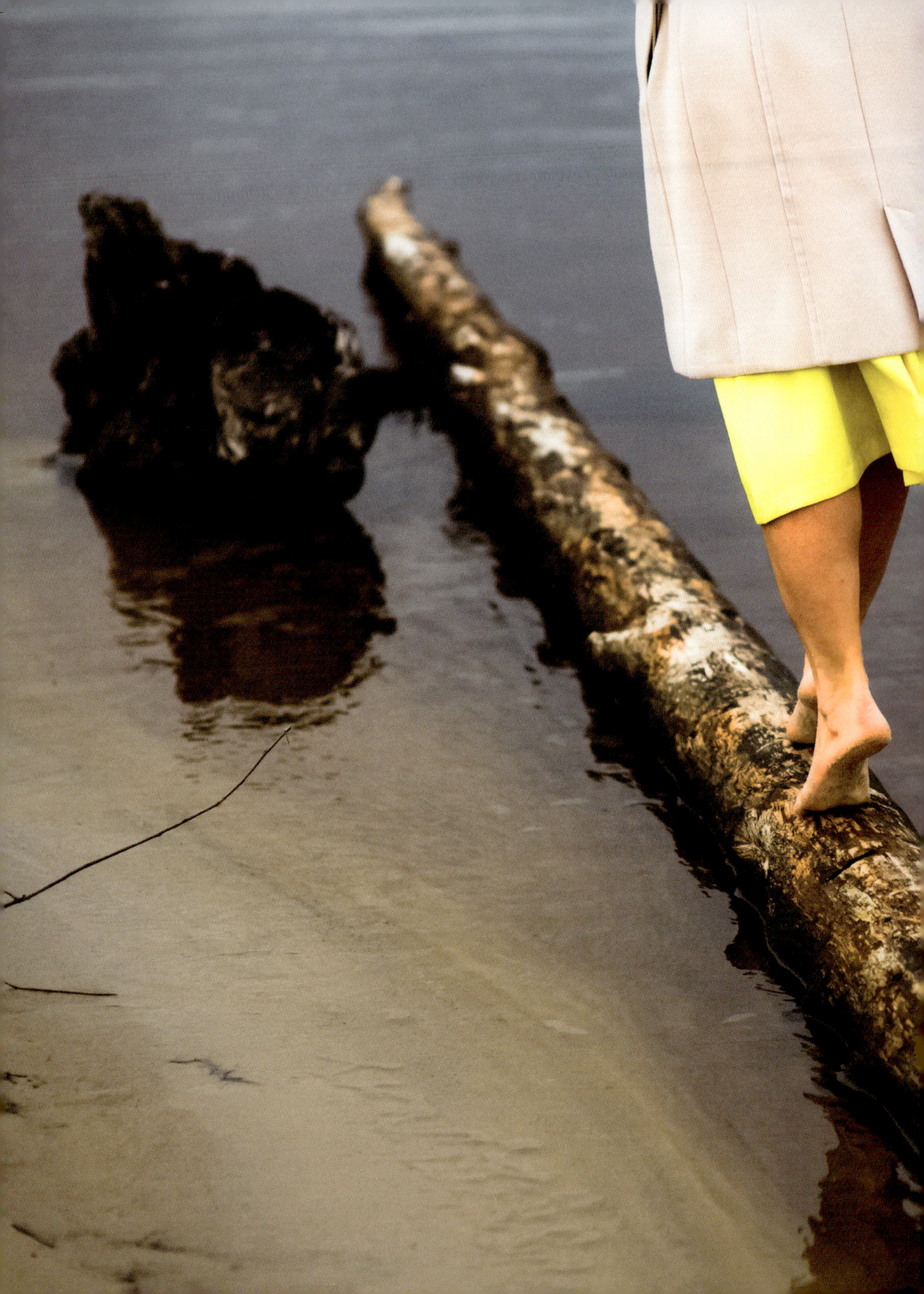

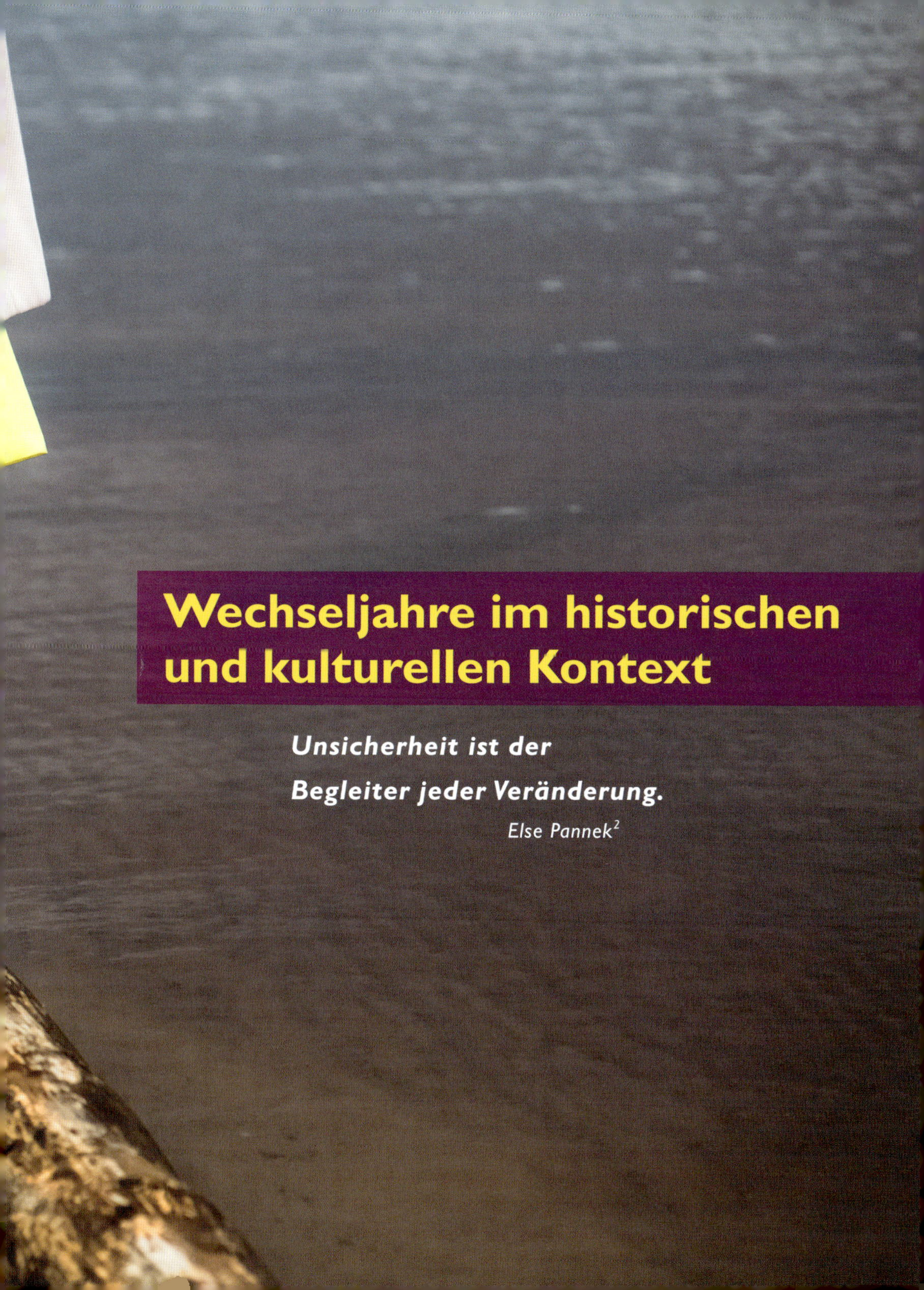

# Wechseljahre im historischen und kulturellen Kontext

***Unsicherheit ist der***
***Begleiter jeder Veränderung.***

*Else Pannek*[2]

Wie kaum ein anderes Geschehen sind die Wechseljahre von ihrem soziologischen und kulturellen Kontext geprägt. So sind sie in vielen asiatischen Ländern kaum bekannt, in Japan gibt es noch nicht mal ein eigenes Wort dafür, lediglich Schulterschmerzen werden dem Umbruch zugeordnet.

*hohes Ansehen älterer Frauen*

In zahlreichen Kulturen genießen Frauen nach den Wechseljahren als »weise Frauen« oder Stammesälteste ein hohes Ansehen, das heißt, dort sind Wechseljahre und Altwerden durchaus etwas Erstrebenswertes. In ihrem Artikel *The Menopause. Reward or Punishment?* beschreibt M. Flint, was Frauen in verschiedenen Kulturen in den Wechseljahren erwartet.[3] Mehrere Beispiele zeigen, dass in nicht westlichen Ländern der Eintritt in die Wechseljahre oftmals mit einer Art Belohnung einhergeht. Frauen steigen in ihrem sozialen Status auf, indem nun beispielsweise Verhaltensweisen erlaubt sind, die zuvor verboten waren. In Indien (Rajasthan) erweitert sich der Zugang von Frauen zum gesellschaftlichen Leben. Folgerichtig fand M. Flint in einer früheren Untersuchung, dass dort nur sehr wenige Frauen Beschwerden in den Wechseljahren hatten. Dies trifft in vielen Kulturen zu, in denen dem Alter generell große Achtung geschenkt wird.

Doch auch bei den Naturvölkern kann die Sichtweise auf die Wechseljahre durchaus unterschiedlich sein. So gibt es beispielsweise bei zwei benachbarten afrikanischen Stämmen verschiedene Ausdrücke für Frauen jenseits der Wechseljahre: Die einen nennen sie die »weise, richtige Frau«, während der benachbarte Stamm sie als »verschimmelte, modrige Frau« bezeichnet.

*Verherrlichung von Jugend und Schönheit*

In den westlichen Industrieländern mit ihrer Verherrlichung von Jugend und makelloser Schönheit ist das Älterwerden für Frauen schwierig. Sie werden quasi unsichtbar oder als lächerlich wahrgenommen, ihr gesellschaftlicher Status sinkt. So beklagen sich Frauen in der Filmindustrie seit Jahren darüber, dass es keine interessanten Rollen für Frauen über fünfzig gibt. Dies beginnt sich nur langsam zu ändern.

Interessanterweise berichtet R. Röring in einem Artikel, dass lesbische Frauen, die eher kein Interesse daran haben, für Männer attraktiv zu sein, weniger Beschwerden haben als heterosexuelle Frauen.[4] Ob tatsächlich seltener Beschwerden auftreten oder sie als weniger belastend wahrgenommen werden, mag dahingestellt sein, bemerkenswert ist diese Studie allemal.

Die gesellschaftliche Wahrnehmung hat einen realen Hintergrund, denn die Ängste vor Altersarmut und Einsamkeit sind durchaus berechtigt. Da das

Rentenniveau von Frauen nach wie vor bei ca. 65 Prozent der Männer liegt,[5] haben sie häufig einen niedrigen Lebensstandard, ebenso leben ältere Frauen häufiger alleine als gleich alte Männer.

*zunehmende öffentliche Wahrnehmung*

Waren die Wechseljahre in Deutschland und anderen westlichen Ländern lange ein Tabuthema, über das allenfalls dumme Witze kursierten, so sind sie seit den 70er-Jahren in die öffentliche Wahrnehmung und Diskussion gerückt, und es zeigen sich konträre Richtungen, die natürlich maßgeblich mit beeinflusst wurden durch den Beginn der Hormonersatztherapie. So konnte der Berufsverband der Frauenärzte noch 2002 schreiben: »Wechseljahre sind eine Krankheit und nicht natürlich. Sie sind von Menschenhand geschaffen. Frauen wurden um 1897 38 Jahre alt. Eine Hormonersatzbehandlung bedeutet daher eine Zurückversetzung der Frau in ihren Naturzustand.«[6]

*Wechseljahre als Erfindung der Pharmaindustrie?*

Dem gegenüber stand ein positiv besetztes feministisches Bild der »regellosen Frau«, das sich an dem positiven Blick anderer Kulturen orientierte, eine Therapienotwendigkeit verneinte und in dem Ausspruch gipfelte, Wechseljahre seien eine Erfindung der Pharmaindustrie. Die Medikalisierung des weiblichen Hormonhaushalts mit dem etwa zeitgleich stattfindenden Siegeszug der Pille gilt es sicher kritisch zu betrachten.

*Prägung durch familiären Kontext*

Eine weitere wichtige Rolle für die Wahrnehmung der Wechseljahre spielt der familiäre Kontext. Wir sind eingebunden in Erzählungen über den Umgang mit Krankheit und Altern, die uns oftmals nicht bewusst sind, und orientieren uns an dem, was wir in Kindheit und Jugend vorgelebt bekommen haben. Diese unbewussten Bilder und Vorstellungen prägen unseren Umgang mit Krankheit und Altern maßgeblich. So können wir dankbar sein, wenn wir starke, selbstbewusste Großmütter hatten, die uns gezeigt haben, wie sie im Alter aktiv und engagiert waren.

***Wissenswert ist auch,*** dass Beschwerdehäufigkeit und -stärke sehr unterschiedlich sind. So hat ca. ein Drittel aller Frauen keine Beschwerden, ein Drittel hat leichte Beschwerden, und nur bei einem Drittel kommt es zu behandlungsbedürftigen Beschwerden. Dies ist unabhängig von dem sozialen Status, der Kinderzahl, der Berufstätigkeit, aber abhängig von negativer Erwartungshaltung und persönlicher Zufriedenheit.

## Unser Leben im Wandel

Wenige Ereignisse prägen neben einer Schwangerschaft unser Leben als Frau so tiefgreifend wie Pubertät und Wechseljahre. Werden wir durch die eine vom Kind, vom Mädchen zur fruchtbaren Frau, verlassen wir durch die anderen diese Lebensphase und treten ein in eine neue, aufregende, die von uns ganz frei gestaltet werden kann. Phasen der Veränderung zu durchleben, heißt immer, Altvertrautes aufzugeben und eine ungewisse Reise anzutreten, das Alte trägt nicht mehr, aber das Neue ist noch nicht da. Sich in dem Neuen zurechtzufinden, den eigenen Umgang damit zu finden, ist ebenso herausfordernd, wie es eine Chance bietet, ganz neue Wege einzuschlagen. Die Unberechenbarkeit unseres Körpers zwingt uns in dieser Zeit zu Fragen, mit denen wir uns freiwillig vielleicht nicht auseinandergesetzt hätten. Sie stellt alte Sicherheiten und Routinen auf den Prüfstand und eröffnet so aber auch Möglichkeiten, endgültig mit alten Traumata oder Lebenslügen aufzuräumen, um eine gute Basis zu haben für die Reifezeit, die für uns Heutige mit einer durchschnittlichen Lebenserwartung von 84 bis 88 Jahren viel länger dauert als früher.

*Herausforderung und Chance*

Dieser Prozess braucht Zeit und Raum. Zeit und Raum zum Wahrnehmen der eigenen Befindlichkeiten und ihrer Veränderungen, Zeit und Raum zum Ausprobieren des besten Umgangs damit und Zeit und Raum, um Weichen für die Zukunft zu stellen oder Entscheidungen zu treffen.

*Notwendigkeit von »Raum und Zeit«*

Vor einigen Jahren arbeiteten wir mit einer Gruppe von Frauenärztinnen über die Wechseljahre, und als Ergebnis stand der Wunsch im Raum, jeder Frau ein Jahr freizugeben von allen beruflichen und familiären Verpflichtungen, damit sie die Phase dieses Umbruchs angemessen durchmachen könne. Mit einer gewissen Wehmut dachten einige von uns an die Zeit der Pubertät zurück, in der nachsichtig so viel mehr toleriert wurde, von modischen Entgleisungen bis hin zu extremen Stimmungsschwankungen mit knallenden Türen. So kann es hilfreich sein, sich dieser Zeit auch mit der Absolutheit der eigenen Meinung zu erinnern und sich vielleicht nicht die Auszeit von einem Jahr zuzugestehen, aber eben ausreichend Raum und Zeit. Dies kann eine Kur sein, ein Yoga-Urlaub im Süden, ein Treffen mit alten Freundinnen oder einfach immer mal wieder ein langer Spaziergang, um in Ruhe den eigenen Gedanken nachzuhängen.

Anders als bei vielen tatsächlichen Erkrankungen geht von den Wechseljahren im Großen und Ganzen keine Gefahr für die Gesundheit aus. So ist es

– anders als beispielsweise bei einem schlecht eingestellten Diabetes mellitus (Zuckerkrankheit) oder einem hohen Blutdruck, die eine Reihe von Spätfolgen verursachen können – nicht abhängig von der ärztlichen Beurteilung, ob eine Therapienotwendigkeit besteht, sondern nur von dem individuellen Leidensdruck und dem eigenen Umgang damit. Ärztliche Empfehlungen bestehen hier besser aus Vorschlägen und Angeboten; Vorschriften im Sinne eines Müssen oder Sollen sind nicht angebracht, wenn man von einer sorgfältigen Aufklärung über das erhöhte Brustkrebsrisiko bei längerer Hormontherapie absieht. Welche Begleitung Sie sich dafür suchen, liegt ganz bei Ihnen.

*ärztliche Empfehlungen als Vorschläge, nicht als Vorschrift*

Aus Studien ist heute bekannt, dass Ärztinnen und Ärzte einen unterschiedlichen Umgang mit der Bewertung der Wechseljahre und mit Therapieempfehlungen haben. Letztlich müssen Sie entscheiden, ob Sie jemanden suchen, der Ihre Symptome effizient behebt, oder ob Sie eher eine ganzheitliche Begleitung durch diese Lebensphase wünschen, die Ihre individuelle Situation berücksichtigt.

Um etwas Neues gut beginnen zu können, ist eine Bestandsaufnahme eine gute Basis. Was erlebe ich im Moment und wie bin ich bis zu diesem Moment gekommen? Die eigene Biografie anzuschauen, im Hinblick auf Gesetzmäßigkeiten und meine individuellen Abweichungen davon, bildet eine gute Grundlage, von der aus ich die Zukunft beginnen kann.

*Betrachtung der eigenen Biografie*

## Unser Leben in Jahrsiebten

Eine fruchtbare Betrachtungsweise ist es, unser Leben in Siebenjahresschritten anzuschauen.

Sind die ersten 21 Jahre unseres Lebens dazu da, uns gut in unserem Leib zu beheimaten, dienen die zweiten 21 Jahre unserer seelischen Entwicklung und der Gestaltung unseres Lebensweges. Dann haben wir meist unseren Platz im Leben gefunden und uns ein Umfeld geschaffen. Nun können wir in den dritten 21 Jahren, in welche die Zeit der Wechseljahre fällt, unsere geistige Entwicklung gestalten und die freiwerdenden Lebenskräfte im Idealfall weise für die Gemeinschaft einsetzen.

*Gesetzmäßigkeiten der Biografie*

Im *ersten Jahrsiebt* gestalten wir unseren physischen Leib, wir lernen gehen, sprechen und denken, idealerweise aufgehoben in einer Familie, die uns schützt und trägt und uns erlaubt, die Welt zu entdecken aus der Perspektive »Die Welt ist gut«. In dieses Jahrsiebt fallen viele Infektionskrankheiten, vor

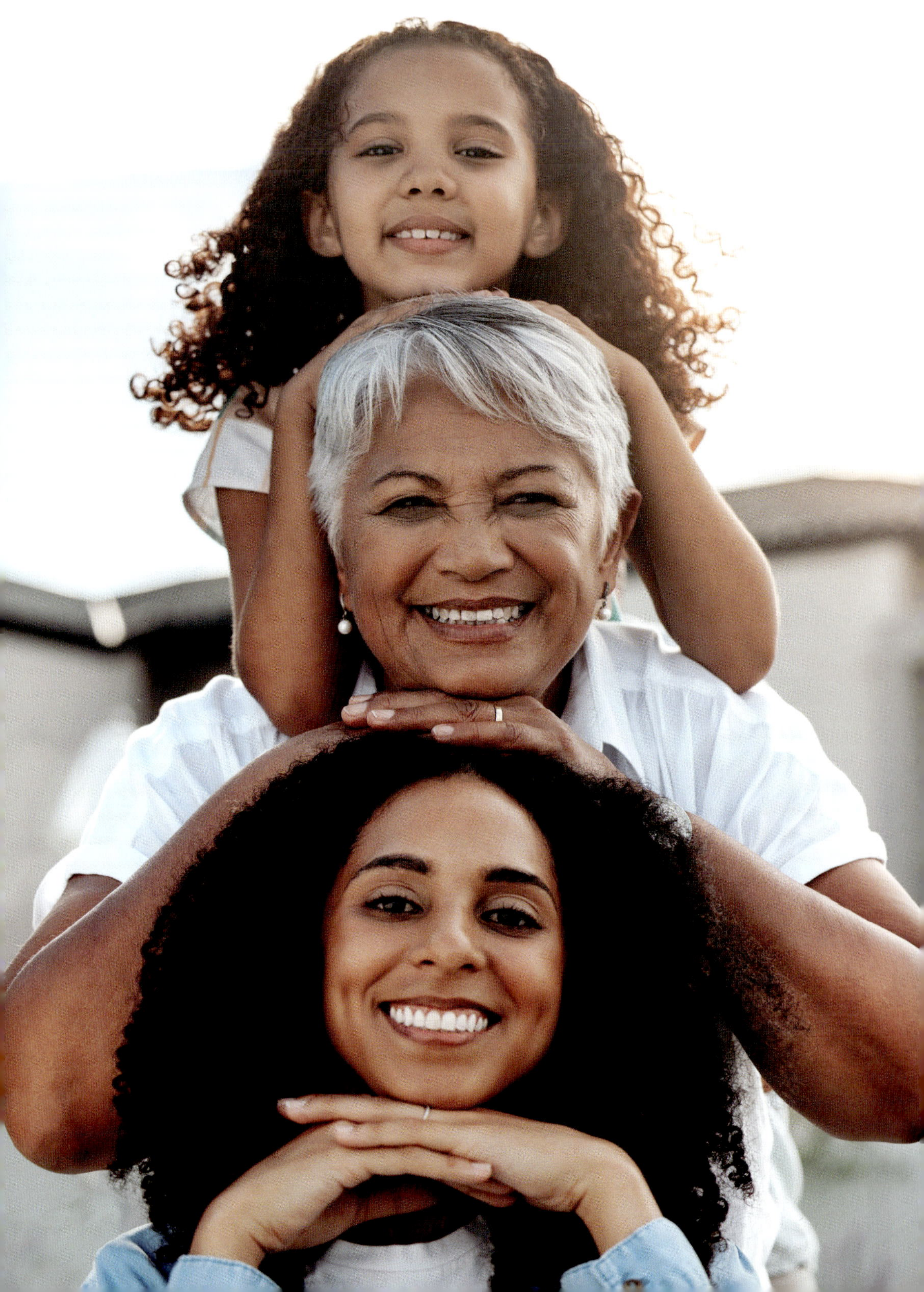

allem die sogenannten Kinderkrankheiten, mit denen wir unseren Leib gestalten.

die einzelnen Jahrsiebte

Im *zweiten Jahrsiebt* können unsere Lebenskräfte sich frei entfalten und werden zu Denkkräften. Wir können die Schönheit der Welt entdecken; unser Umkreis erfährt durch die Schule eine Erweiterung über die Familie hinaus.

Im *dritten Jahrsiebt* kommt es dann zur Entwicklung eines lebhaften bis stürmischen Gefühlslebens, und die Welt muss sich unseren Urteilen stellen. Das Entdecken von Gefühlen und der Sexualität im Umgang mit dem anderen Geschlecht oder das Entdecken des eigenen Geschlechts, das nicht zwangsläufig binär sein muss, nimmt einen großen Raum ein.

Im *vierten Jahrsiebt* gehen wir hinaus in die Welt und können uns ausprobieren, Ausbildungen und Studiengänge anfangen und wieder abbrechen, uns verlieben und trennen, ins Ausland gehen oder auf einen abgelegenen Bauernhof.

In den *beginnenden Dreißigern* machen wir uns daran, im Leben anzukommen, uns für einen Beruf wirklich zu entscheiden, Kinder zu bekommen und längere Beziehungen einzugehen. Häufig wird ein gewisser materieller Wohlstand oder eine Sicherheit erreicht.

Ab dem *sechsten Jahrsiebt,* der Zeit also, in der sich die ersten Vorboten der späteren Wechseljahre zeigen, beginnen wir das Schicksal mithilfe unserer bisherigen Lebenserfahrungen bewusst zu gestalten und können auf neue Weise wirksam werden.

Das geht dann mit den Wechseljahren über ins *siebte* und *achte Jahrsiebt,* in dem wir noch einmal neu anfangen oder bereits Begonnenes neu ergreifen können. Oft tritt in dieser Phase das starke Bedürfnis auf, als Lehrende oder sogar als »weise Frau« der Welt etwas zurückzugeben.

individuelle Ausgestaltungen

Als Frauen werden wir in diesen entscheidenden Jahrsiebten gleichermaßen biologisch gezwungen, eine Zäsur zu erleben. Dies kann ein Anlass sein, auf das eigene Leben zurückzuschauen und die eigene Entwicklung an der idealtypischen, wie sie oben grob skizziert wurde, zu prüfen, Abweichungen und individuelle Ausgestaltungen festzustellen. Eine gute Methode bietet hier die Biografiearbeit als gewissermaßen »gesunde Schwester« der Psychotherapie.

Die Zeit ab 63 Jahren wird in diesem Konzept, das Rudolf Steiners Darstellung der Jahrsiebte folgt (Rudolf Steiner war gemeinsam mit Ita Wegman der Begründer der Anthroposophischen Medizin), als Zeit der Freiheit bezeichnet. Für viele endet das Erwerbsleben, und schon allein darüber stellt sich eine Freiheit ein, die aber natürlich auch viel größer gelebt werden kann.

Wenn Sie eine Beziehung zu unserer Sternenwelt haben, können Sie diese Jahrsiebte in ihrer Beziehung zu unseren Planeten noch tiefer ausloten. Näheres dazu finden Sie in der entsprechenden Literatur.[7]

Wer statt mit Büchern lieber mit Menschen arbeitet, findet im Anhang Adressen für die Suche nach ausgebildeten Biografiearbeiterinnen.

## Unser Körper im Wandel

Die deutlicher wahrnehmbaren Veränderungen spielen sich in unserem Körper ab. Dort beginnen sie allerdings häufig subtil viel früher, als die meisten von uns denken.

*Phasen der Veränderungen*

Das sprechende Wort »Wechseljahre« umfasst einen großen Zeitraum mit durchaus unterschiedlichen Abschnitten. Sinnvoll ist, sich klarzumachen, über welche Phase der Veränderungen wir sprechen. Deshalb sollen hier einige Begriffserklärungen folgen:

| | |
|---|---|
| *Klimakterium* | Wechseljahre. Der Begriff »Klimakterium« stammt aus dem Griechischen und bedeutet »Stufenleiter«, im übertragenen Sinn »kritische Lebensphase«. |
| *Menopause* | letzte Regelblutung |
| *Prämenopause* | Zeit vor der Menopause ca. ab dem 40. Lebensjahr |
| *Perimenopause* | Zeit ca. ab dem 45. Lebensjahr bis ein Jahr nach der Menopause |
| *Postmenopause* | Zeitraum ein Jahr nach der Menopause bis zum Senium (siehe unten) |
| *Klimakterium praecox* | zu früh, also vor dem 45. Lebensjahr eintretende Wechseljahre |
| *Senium* | Zeit des Alters, über 65 Jahre |

*gestiegene Lebenserwartung*

Durch die gestiegene Lebenserwartung, die für heute 50-Jährige 84 bis 88 Jahre beträgt, liegt nach den Wechseljahren noch eine große Zeitspanne Lebens vor uns. Das war vor nicht allzu langer Zeit noch anders. Interessanterweise kennen nur wenige Tierarten eine Zeitspanne weiblichen Lebens nach der Fruchtbarkeit.

*individuelle Unterschiede*

Wann die Wechseljahre einsetzen und wie lange die einzelnen Abschnitte dauern, ist individuell verschieden und nicht voraussagbar. Genetische Faktoren spielen ebenso eine Rolle wie der Lebensstil. Eher übergewichtige Frauen erreichen durchschnittlich ein bis drei Jahre später das Menopausenalter. Einen ganz deutlichen Effekt hat auch das Zigarettenrauchen: Frauen, die viel und schon lange rauchen, erleben ihre Menopause ein paar Jahre früher. Ebenso gibt es ein Nord-Süd-Gefälle, bei Frauen in Mittel- und Nordeuropa findet die Menopause mit rund 51 Jahren statt, in den mediterranen Ländern etwa ein Jahr früher.

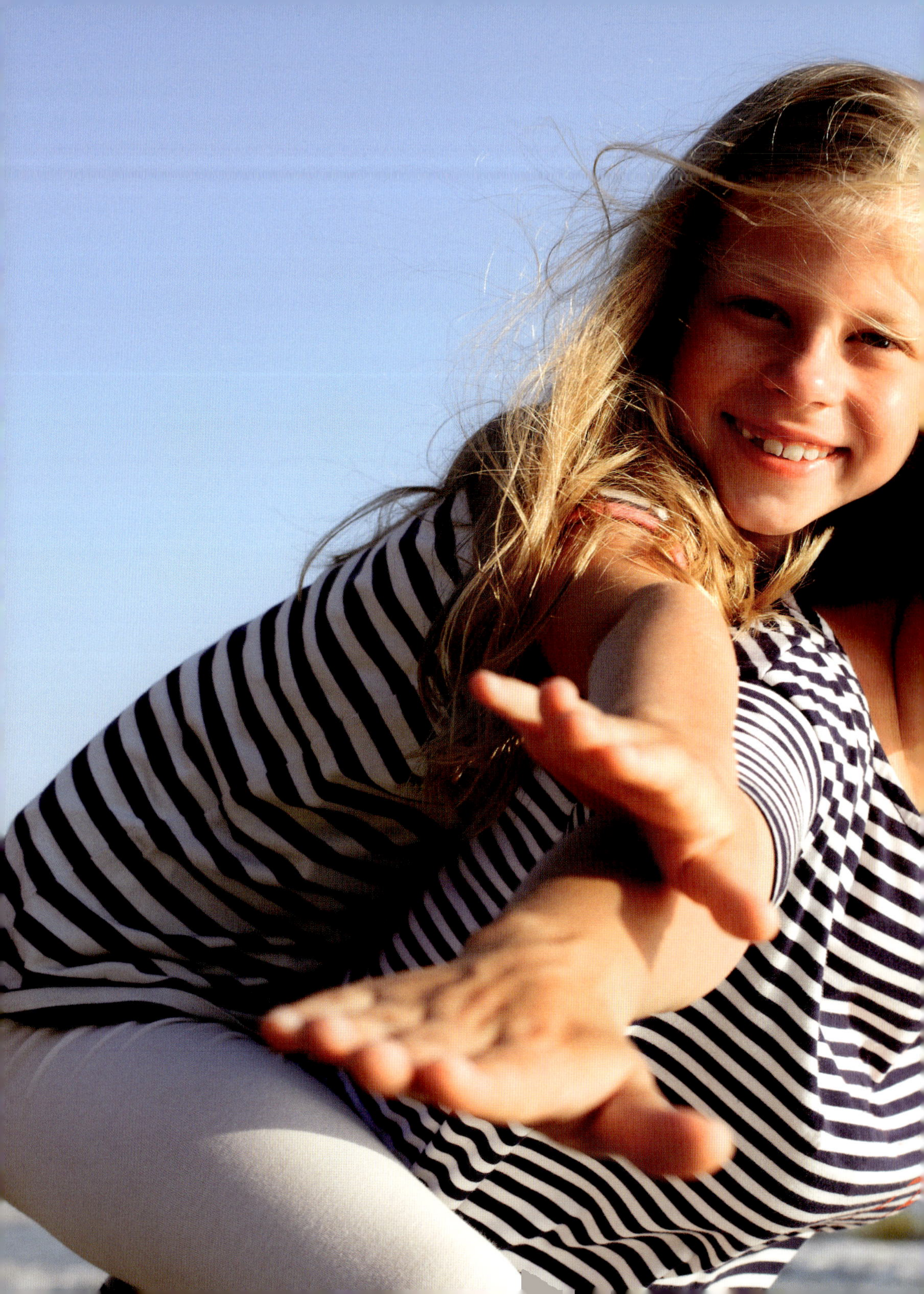

# Unsere Hormone

***Die ersten Wechseljahre beginnen mit der Pubertät.***

*Franz Schmidberger*

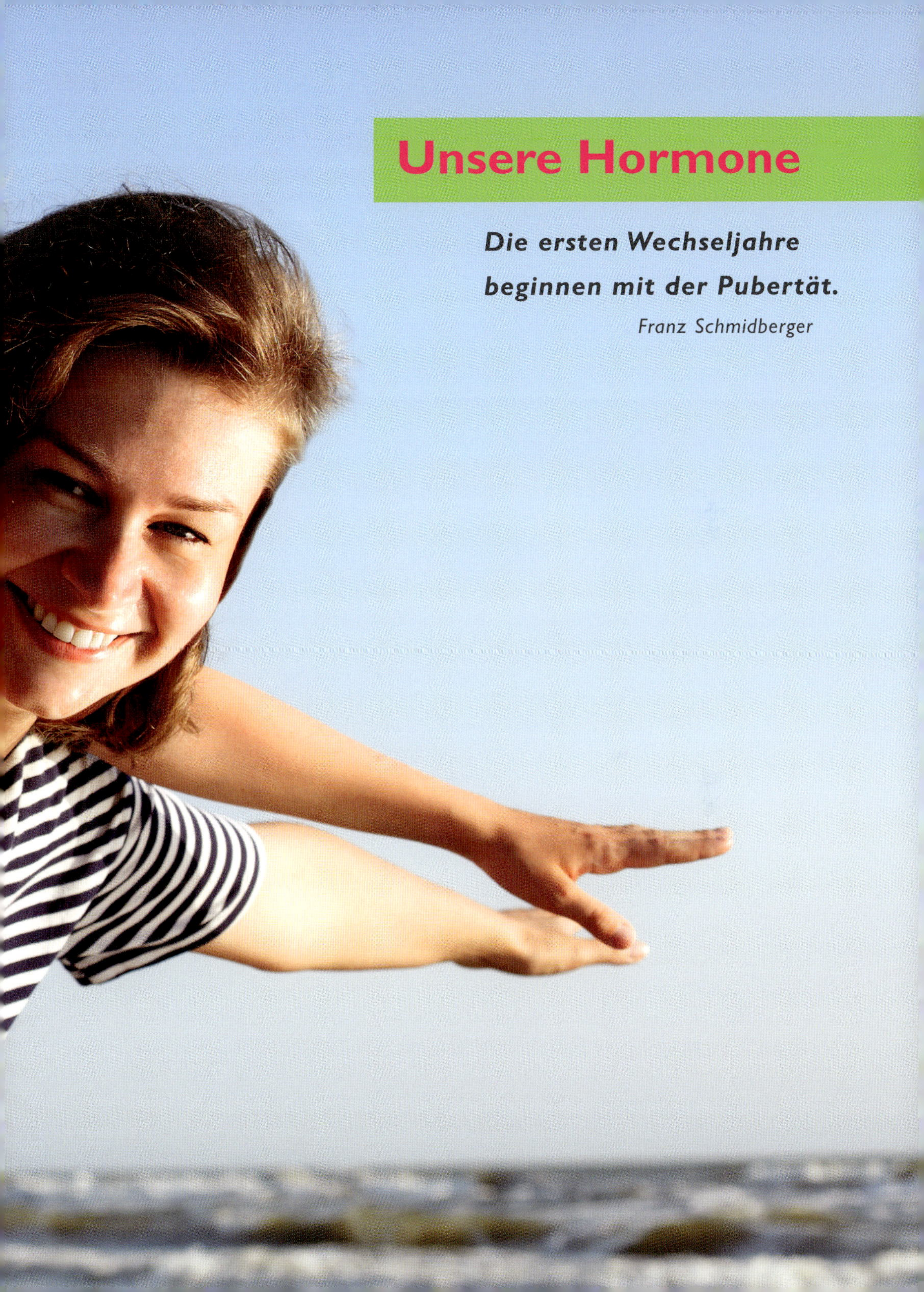

*kleine Mengen, große Wirkung*

Hormone (aus dem griechischen »hormao« für »antreiben, anregen«) sind höchst interessante Stoffe. Kleinste Mengen dieser Botenstoffe können unser gesamtes Sein verändern, genetische Informationen werden abgelesen, Stoffwechselprozesse eingeleitet, andere Botenstoffe produziert und die Organe in ihrer Funktion bestimmt. Die genauen Vorgänge sind bei jeder Zielzelle anders, doch in einem Punkt gleichen sie sich: Es ist fast immer eine Art Kettenreaktion, die in Gang gesetzt wird und meist weite Bereiche des Körpers betrifft. Genauso wie Hormone unser Fühlen bestimmen, bestimmt unser Fühlen unsere Hormone. Wenn wir erschrecken oder Stress empfinden, werden Stresshormone ausgeschüttet, wenn wir Zärtlichkeiten austauschen Bindungshormone, bei gesunder körperlicher Anstrengung Glückshormone. Es soll weit mehr als die bekannten einhundertfünfzig Hormone geben, nämlich bis zu tausend, viele also, von denen wir nichts wissen. Im Gegensatz zu den in der Schule üblichen Diagrammen mit einer durch Pfeile veranschaulichten eindimensionalen Ursache-Wirkungs-Beziehung bilden Hormone ein filigranes Netzwerk einander bedingender Wirkungen, sodass Eingriffe an einer Stelle auf den ganzen Körper Einfluss nehmen können, oft in ungeahnter Weise.

*filigranes Netzwerk von Wirkungen*

Als Ärztinnen gehen wir täglich mit diesen Hormonen als Therapeutika um. So werden unzählige Diabetiker und Diabetikerinnen durch den Ersatz des Hormons Insulin am Leben gehalten oder vor Spätschäden bewahrt, und ca. 15 Prozent der Frauen in Deutschland nehmen Schilddrüsenhormone ein. Dies wird weitaus unproblematischer beurteilt als die Hormongabe in den Wechseljahren, die seit ihrer Einführung in den 50er-Jahren des letzten Jahrhunderts ein ständiges Auf und Ab in der wissenschaftlichen Beurteilung und nachfolgend in der Laienliteratur erfahren hat.

## Die weiblichen Hormone

### Östrogene

Sie sind die weiblichen Geschlechtshormone schlechthin. Ihr Name geht auf das latinisierte »oestrus« für »Leidenschaft« und das lateinische »gignere« für »erzeugen« zurück. Gebildet werden sie vor allem in der ersten

Zyklushälfte, und zwar hauptsächlich in den Eierstöcken (Ovarien) in Follikeln und im Gelbkörper (siehe Seite 35) und zu einem geringeren Teil auch in der Nebennierenrinde und im Fettgewebe. Während der Schwangerschaft werden sie auch in der Plazenta produziert.

*natürliche Östrogene*

Unter den natürlichen Östrogenen gibt es Östradiol, Östron und Östriol, die sich sowohl chemisch als auch in ihren Wirkungen unterscheiden. Östron wird ähnlich wie das Östradiol vor der Menopause zu etwa 70 bis 80 Prozent in den Eierstöcken gebildet. Die übrigen 20 bis 30 Prozent bildet das Fettgewebe. Die Östronwerte fallen in der Postmenopause jedoch nicht so stark ab wie die Östradiolwerte. Östron kann außerdem in Östradiol umgewandelt werden und stellt so quasi eine Reservefunktion dar. Klinisch wichtig sind Östradiol (auch Estradiol und abgekürzt $E_2$ genannt), das seine Wirkung an den Rezeptoren im ganzen Körper entfaltet, und Östriol ($E_3$), das hauptsächlich auf die vaginalen und sonstigen Schleimhäute im Körper wirkt.

*Wirkungen von Östrogenen*

Östrogene sind am Schleimhautaufbau der Gebärmutter beteiligt und beeinflussen das Wachstum des Brustgewebes, aber auch von Haut und Haaren. Im zentralen Nervensystem tragen die Östrogene auch zur Bildung von Endorphinen (den sogenannten körpereigenen »Glückshormonen«, siehe auch unten) und Adrenalin sowie zur Regulierung von Körpertemperatur und Blutdruck bei.

Östrogene können Wassereinlagerungen im Körper begünstigen und beeinflussen unser Fettverteilungsmuster. Sie hemmen aber auch den Knochenabbau und erhöhen die Konzentration des sogenannten guten HDL-Cholesterins und schützen so die Gefäße vor Ablagerungen.

Östrogene fördern die Durchblutung sowie die Aufnahme von Flüssigkeit in das Gewebe. Außerdem regen sie den Aufbau von Kollagen im Körper an. Dies ist nicht nur ein essenzieller Bestandteil der Haut, sondern ebenso von Sehnen und Bändern. Der Abfall des Östrogenspiegels während der Wechseljahre trägt also zu einer verringerten Kollagenproduktion bei. Als Folge werden Gelenkstrukturen zunehmend verhärtet.

Auch beim Thema Immunsystem und Immunabwehr mischen Östrogene stark mit und fungieren als Entzündungshemmer. Ein Mangel begünstigt daher die Entstehung von Entzündungsprozessen in Gelenken.

Wie oben erwähnt, fördern Östrogene die Freisetzung körpereigener Botenstoffe wie Endorphine. Diese unterdrücken im Körper Schmerzen. Durch weniger Östrogene kann also die Schmerzschwelle herabgesetzt werden, alles tut schneller und stärker weh!

Der Einfluss von Östrogenen auf die Stimmung ist schwer zu untersuchen, grob gesagt wirken sie euphorisierend, lustfördernd, aktivierend. Sie haben einen Einfluss auf den Serotoninspiegel, der Glück und Wohlbefinden fördert. Schwankende Östrogenspiegel führen zu den entsprechenden Schwankungen der Stimmung, und in der Phase des höchsten Östrogenspiegels im Zyklus sind Frauen oft am besten gelaunt. Aber genauso, wie sie an anderen Zyklustagen nicht plötzlich ein anderer Mensch werden, geschieht dies auch nicht in den Wechseljahren.

Östrogene können das Wachstum von Zysten und Myomen in der Gebärmutter begünstigen, auch einige Brustkrebsarten wachsen schneller unter Östrogen- und / oder Progesteroneinfluss.

## Progesteron

*Hormon der zweiten Zyklushälfte*

Progesteron (»pro« bedeutet »für«, »Gestation« ist der Fachbegriff für »Schwangerschaft«) ist das Hormon der zweiten Zyklushälfte und wird vom Gelbkörper, dem Überrest des gesprungenen Eies, sowie in der Nebennierenrinde gebildet. Erwachsene menstruierende Frauen weisen Progesteronwerte von nahezu 0 bis durchschnittlich 13 Nanogramm pro Milliliter Blut auf, wobei Schwankungen von bis zu einem Drittel üblich sind. In der Schwangerschaft, zu deren Aufrechterhaltung das Progesteron dient, wird es von der Plazenta gebildet.

Progesteron wirkt eher differenzierend, beruhigend und schlaffördernd, außerdem angstlösend und entspannend, alles Gemütszustände, die einer Schwangeren guttun und helfen, eine zu große Umtriebigkeit und Aktivität etwas zu dämpfen. Weiterhin führt es zu Wassereinlagerungen und Gewichtszunahme. Bei Stress wird die Produktion in den Nebennieren unterdrückt zugunsten der Bildung der Stresshormone wie zum Beispiel Cortisol.

In der Gebärmutter wandelt es die zuvor durch das Östrogen aufgebaute Schleimhaut um.

## Die Gonadotropine

FSH (follikelstimulierendes Hormon) und LH (luteinisierendes Hormon) werden in der Hirnanhangsdrüse (Hypophyse) gebildet und regen, wie ihr Name schon sagt, die Hormonproduktion in den Eierstöcken und den Eisprung in der Zyklusmitte an. Ihre eigene Ausschüttung wird wiederum angeregt durch das sogenannte GNRH (gonadotropin-releasing hormone) der Epiphyse.

Sinken die Blutwerte von Östrogenen und Progesteron in den Wechseljahren ab, versucht der Körper, dem durch eine Erhöhung von LH und FSH entgegenzuwirken. Dies kann im Labor sichtbar gemacht werden, hat aber nur einen eingeschränkten Aussagewert, da die Werte starken Schwankungen unterliegen.

*Ausgleichsreaktion des Körpers*

## Die Androgene

Die in diesem Zusammenhang wichtigsten Androgene (von griechisch »andrós« für »Mann« und »-gen« für »erzeugend«) sind Testosteron und DHEA bzw. seine sulfatierte Form, das DHEA-S (Dehydroepiandrosteron-Sulfat). Diese werden im Eierstock (Ovar) und in der Nebennierenrinde gebildet.

Sie wirken stark aktivierend, antreibend und fördern Aggressionen und Muskelwachstum. Außerdem beeinflussen sie unsere Libido, die zum Beispiel kurz vor dem Eisprung ansteigt, weil die Androgenkonzentration auch zyklischen Schwankungen unterliegt und um den Eisprung am höchsten ist. Androgene sind weiterhin eine Vorstufe der Östrogene und nach den Wechseljahren eine wichtige Quelle.

Sind Androgene im Übermaß vorhanden, kann es zu unerwünschten Erscheinungen wie verstärkter Behaarung oder Akne kommen.

Da Testosteron auch und hauptsächlich in der Nebenniere gebildet wird, konkurriert es hier mit dem Cortison, einer Vorstufe des Stresshormons Cortisol. Gerade bei Männern, aber eben auch bei Frauen ist Stress einer der häufigsten Gründe für eine Verminderung des Testosteronspiegels.

Zudem ist bekannt, dass der Abfall der Testosteronwerte mit zunehmendem Alter bei Frauen unterschiedlich stark verläuft und es gar nicht selten sogar zu einem relativen Anstieg kommt, da die Progesteron- und in der Folge auch die Östrogenproduktion früher und stärker abnimmt, sich das Gleichgewicht der Hormone also verschiebt. So sind Androgenisierungserscheinungen wie der Damenbart oder unerwünschtes Haarwachstum auch in anderen Körperregionen, dünner werdende Schambehaarung oder Akne keine Seltenheit in den frühen Wechseljahren. Auch die ungeliebte Fettumverteilung von der schlanken Taille hin zu zunehmendem Bauchfett liegt hier mit begründet.

*Verschiebung des Hormongleichgewichts*

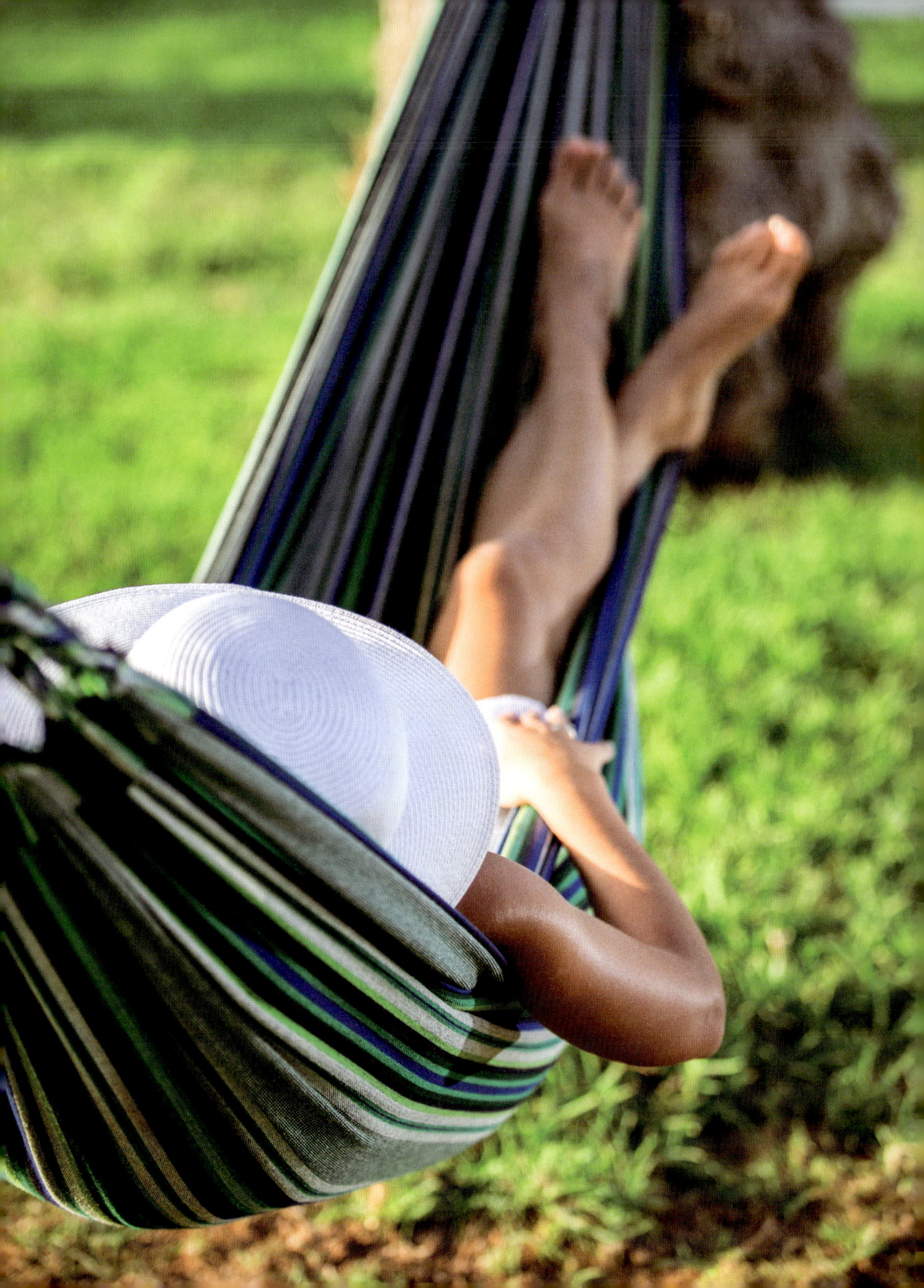

Eine deutliche Reduktion der Androgene tritt bei Frauen oft erst spät um das 65. Lebensjahr auf, bei hohen individuellen Schwankungen.

## Die Stresshormone

In den obigen Erläuterungen wurde bereits erwähnt, dass die Hormone nicht nur von übergeordneten Zentren gemeinsam gesteuert werden und sich so gegenseitig beeinflussen, sondern dass sie auch aus den gleichen Ausgangssubstanzen bestehen bzw. ineinander umgewandelt werden. So kann die chronische Aktivierung der Stresshormonproduktion (auch Stressachse genannt) mit einer Erhöhung des Cortisolspiegels eine hemmende Wirkung auf die Produktion der Geschlechtshormone Progesteron, Östrogen und Testosteron haben, und dauerhafter starker Stress kann zum Beispiel dazu führen, dass der Körper das eigentlich ausreichend vorhandene Progesteron in Östradiol umwandelt und es dadurch ebenfalls mit der Zeit zu einer Östrogendominanz kommt.

*gleiche Ausgangssubstanzen verschiedener Hormone*

Durch eine lang anhaltende Stressbelastung befindet sich der Körper im dauerhaften Alarmzustand. Eine kurzfristige Erhöhung der Stresshormonspiegel bei einer akuten Stressbelastung ist eine sinnvolle Reaktion des Körpers, um ihn für diese Situation fit zu machen. Physiologischerweise sollte dann jedoch eine Phase der Erholung folgen, in der die Stresshormonwerte zur Normalität zurückkehren und die hormonelle Regulierung des Organismus zur Ruhe kommt. Chronischer Stress stellt einen krank machenden dauerhaften Alarmzustand des Körpers dar. Hätten wir gelernt, nach einer stressigen Zeit richtig zu entspannen (durch Entspannungstechniken, Yoga, Meditation, Spaziergang in der Natur etc.), könnte derjenige Teil des vegetativen Nervensystems, der als Gegenspieler all dieser Belastungsreaktionen fungiert, der Parasympathikus, aktiv werden und das Zuviel an Stresshormonen wieder abbauen. Dann würden wir sehr schnell wieder in unsere innere Balance gelangen und somit auch in unsere Hormonbalance. Diese Phasen der Ruhe und Erholung sind jedoch verloren gegangen und wir müssen, so paradox es auch klingen mag, aktiv dafür sorgen, dass wir Zeiten der Ruhe ohne Ablenkung durch einen Bildschirm und ähnliche Reize haben.

*Hormonbalance durch Ruhe und Erholung*

Mehr als ein Viertel der Deutschen ist häufig gestresst; 2013 war es noch jede fünfte Person. Frauen sind gestresster als Männer, aber bei Männern nimmt der Stress seit 2013 stärker zu als bei den Frauen. Allerdings hat bei

Frauen der extreme Stress deutlich zugelegt; fast jede dritte hat 2021 extremen Stress erlebt, bei den Männern nur jeder fünfte. Von der Volljährigkeit bis zum Renteneintrittsalter sind die Deutschen gleichermaßen stark gestresst.[8]

*Zyklusunregelmäßigkeiten durch Stress*

Diese hormonelle Regulation steht hinter der Alltagserfahrung, dass ein Zuviel an Stress den Zyklus durcheinanderbringen kann. Umso leichter geschieht dies in einer Phase, in der das Gleichgewicht ohnehin schwankend ist wie der Pubertät oder den Wechseljahren.

Dies ist nur eine grobe Darstellung der komplexen hormonellen Wechselwirkungen, aber es ist durchaus lohnend, sich mit den vielschichtigen Einflüssen unserer Hormone zu beschäftigen, sind sie doch Ausdruck und Ursache unseres körperlichen Befindens.

## Endokrine Disruptoren

*Störung der Hormonwirkungen*

Ein Thema, das bei der Betrachtung der Hormone leider immer wichtiger wird, sind die endokrinen Disruptoren: Dies sind Chemikalien oder Mischungen von Chemikalien, die die natürliche biochemische Wirkweise von Hormonen stören. Sie kommen hauptsächlich in synthetisch hergestellten Materialien vor wie Pestiziden, Lösemitteln, Babyprodukten, Kunststoffflaschen, Spielzeug aus Kunststoff, Kosmetikbehältern etc. Letztlich kann auch die im Labor hergestellte Pille als endokriner Disruptor bezeichnet werden.

*800 Chemikalien sind bekannt*

Die Weltgesundheitsorganisation (WHO) sieht es als erwiesen an, dass endokrine Disruptoren unter anderem an der Entstehung von Brust- und Prostatakrebs, Unfruchtbarkeit, Diabetes mellitus, kardiovaskulären Erkrankungen, Schilddrüsenerkrankungen sowie neurologischen, neurodegenerativen und psychischen Erkrankungen beim Menschen beteiligt sind.[9] Nach Angaben der WHO sind ca. 800 dieser Stoffe bekannt.

Laut einer neuen Studie der Washington University School of Medicine in St. Louis erleben Frauen, deren Körper hohe Mengen an Chemikalien enthalten, die in Kunststoffen, Körperpflegeprodukten, gewöhnlichen Haushaltsgegenständen und in der Umwelt vorkommen, die Wechseljahre zwei bis vier Jahre früher als Frauen mit geringeren Mengen an diesen Chemikalien.[10]

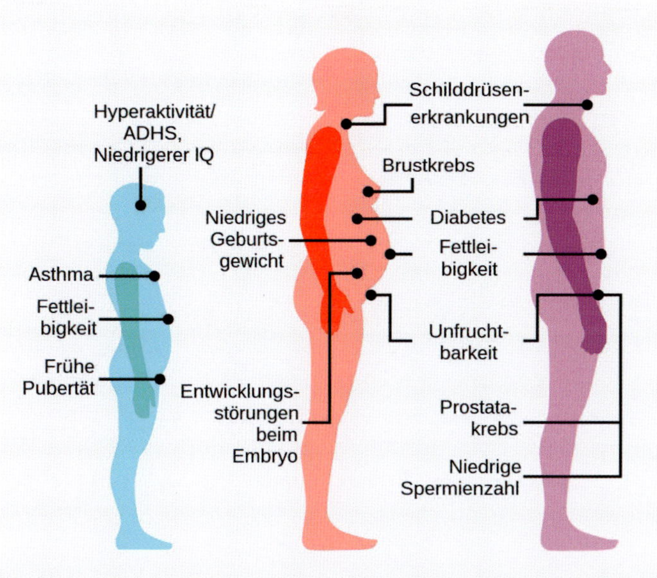


Mögliche gesundheitliche Folgen bei alltäglichem Kontakt mit hormonell wirksamen Substanzen in Kunststoffen.

***Was können Sie tun,*** um den Kontakt mit endokrinen Disruptoren zu vermeiden?

- Verwenden Sie möglichst wenige industriell produzierte Nahrungsmittel, also Produkte, die in Großbetrieben in mehreren Verarbeitungsschritten und mit vielen Zusatzstoffen hergestellt werden.
- Kaufen Sie keine in Dosen verpackten Nahrungsmittel.
- Vermeiden Sie Aufbewahrungsmittel aus Kunststoff wie zum Beispiel Kunststoffflaschen.
- Kaufen Sie kein Kunststoffspielzeug oder ganz allgemein Produkte, die Phthalate, Bisphenol A oder Parabene enthalten.
- Verwenden Sie keine Kosmetikmittel mit synthetischen Duftstoffen.
- Vermeiden Sie den Kontakt mit Thermopapier.
- Erhitzen Sie Lebensmittel nicht in Kunststoffgefäßen (zum Beispiel in der Mikrowelle).
- Verwenden Sie Bio-Lebensmittel, da zu deren Produktion keine Pestizide eingesetzt werden dürfen.
- Vermeiden Sie körperliches Training in Gegenden mit schlechter Luftqualität.

## Sinn und Unsinn von Hormonbestimmungen

Viele Frauen wünschen sich eine Hormonbestimmung, »um zu schauen, wo ich in den Wechseljahren stehe«.

*große Schwankungen der Hormonspiegel*

Die Hormonmengen in unserem Körper schwanken ständig, sind Rhythmen unterworfen und in ihrer Bandbreite ziemlich groß. So stellt eine Hormonbestimmung immer und besonders in den Wechseljahren nur eine Momentaufnahme dar, die sich schon ein paar Stunden später geändert haben kann. Da außerdem häufig nicht die absolute Hormonmenge für das Befinden entscheidend ist, sondern das Gleichgewicht der Hormone untereinander, kann ein einmaliger Laborwert nur eine grobe Orientierung geben und ist lediglich in wenigen Fällen hilfreich. Entscheidend sind Symptome und Befinden.

Eine Kassenleistung ist die Hormonbestimmung zudem nur, wenn sie der Beantwortung einer speziellen Fragestellung dient, das heißt, sie muss in der Regel selbst gezahlt werden.

### Blut oder Speichel?

Dies ist eine seit Jahren heiß diskutierte Glaubensfrage. Ein Vorteil der Hormonbestimmung im Speichel ist, dass man nur die Hormone misst, die nicht an Eiweiße gebunden und tatsächlich in unserem Körper wirksam sind. Ein weiterer Pluspunkt ist die einfache Durchführbarkeit. Allerdings schwanken die Speichelhormone sehr stark, und die Probenentnahme ist eher störanfällig.

*manche Hormone nur im Blut bestimmbar*

Diese Art der Bestimmung ist nur für einen Teil der Hormone möglich, nämlich für Cortisol, DHEA, Melatonin, Progesteron, Testosteron, Östriol und Östradiol. Die Hypophysen- und Schilddrüsenhormone sowie das AMH (Anti-Müller-Hormon) zur Bestimmung der ovariellen Reserve (der Fähigkeit des Eierstocks, befruchtungsfähige Eizellen hervorzubringen) können nur im Blut gemessen werden.

Letztlich halte ich für wichtig, dass die hormonbestimmende Ärztin sich mit ihrer Methode aufgrund ihrer Erfahrung auskennt und ihr vertraut. Als eher fragwürdig müssen im Internet angebotene Selbsttestkits bewertet werden, die keinerlei Qualitätskontrolle unterliegen.

## Der weibliche Hormonzyklus

Die erste Zyklushälfte, die mit dem ersten Tag der Menstruation (Menses) beginnt, ist vom Aufbau durch das Östrogen geprägt, das seinerseits durch den Anstieg des follikelstimulierenden Hormons angeregt wird.

Unter Östrogeneinfluss baut sich die Gebärmutterschleimhaut auf, und das Eibläschen, der Follikel, reift heran. Hat der Östrogenspiegel eine bestimmte Höhe erreicht, kommt es zur Ausschüttung des luteinisierendes Hormons und zum Eisprung (Ovulation). Das dann im nunmehr Gelbkörper genannten Follikel produzierte Progesteron sorgt dafür, dass sich die Schleimhaut differenziert und so auf die Einnistung eines Eis vorbereitet wird.

Die Eileiter fangen währenddessen das gesprungene Ei auf und transportieren es mit wellenförmigen Bewegungen in die Gebärmutter. Wenn keine Befruchtung auf diesem Wege stattgefunden hat, blutet die Schleimhaut in der Menstruation ab und der Zyklus beginnt von Neuem.

*Dauer des Zyklus*

Wichtig ist, dass der Zyklus nur bei ca. einem Drittel aller Frauen annähernd 28 Tage dauert, Zykluslängen von 23 bis 35 Tagen sind völlig normal,

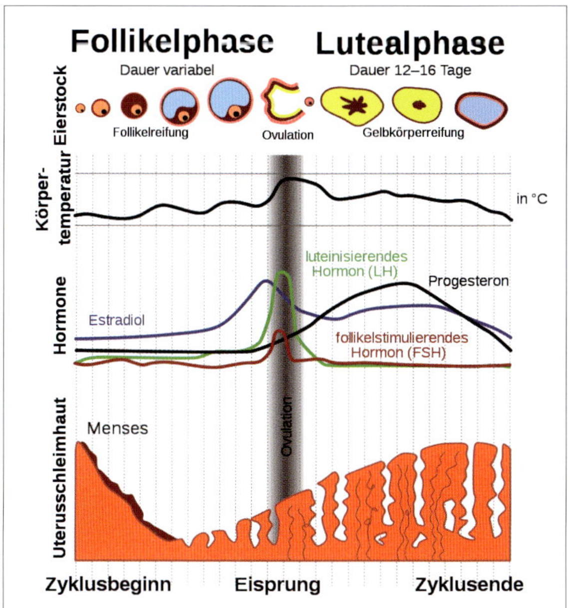


Veränderungen der Gebärmutterschleimhaut, des Follikels bzw. Gelbkörpers, der Hormonspiegel und der Körpertemperatur im Laufe eines Menstruationszyklus.

wobei die erste Zyklushälfte die variable ist und die zweite mit ca. 14 Tagen relativ konstant.

*Veränderungen im Lauf der Jahrhunderte*

Bemerkenswert ist hier, wie sehr sich die Zahl der weiblichen Zyklen im Lauf der Jahrhunderte verändert hat. Nicht nur die Menarche (erste Regelblutung) tritt heute zwei bis drei Jahre früher ein, sondern sowohl die Zahl der Schwangerschaften als auch die Stilldauer haben deutlich abgenommen, sodass eine Frau zu Zeiten von Christi Geburt bedingt durch häufige Schwangerschaften und lange Stillperioden ca. 40 Menstruationen hatte, um 1920 etwa 200 und heute um 400.

### Exkurs: Die vier Wesensglieder

Als anthroposophische Ärztin habe ich noch einen anderen Zugang zum Gefüge von Körper, Seele und Geist. Als Psychotherapeutin arbeite ich mehr mit dem Seelisch-Geistigen, als Ärztin bin ich in der Beurteilung dessen, was sich im physischen Körper zeigt, hervorragend ausgebildet, doch die Auffassung des Menschen als viergliedriges Wesen erlaubt mir die Erschließung ganz anderer Zusammenhänge und ermöglicht so einen umfassenderen Blick auf Krankheit und Heilung.

Im Folgenden werde ich Begriffe aus dem Zusammenhang der sogenannten Wesensglieder benutzen, mit denen wir als anthroposophische Ärztinnen vertraut sind. Wenn Ihnen diese zu verstaubt oder zu festgelegt erscheinen, können Sie gerne andere finden oder auch den folgenden Absatz ganz überspringen, wenn Ihnen dieses Konzept fremd ist.

In wenigen Worten ausgedrückt, setzt sich der Mensch aus mehreren Gliedern zusammen. Eines davon ist der physische Leib, der aus den messbaren und sichtbaren Substanzen besteht.

An dieser Stelle sei daran erinnert, dass in der Entwicklung der Medizin, auch der wissenschaftlichen Medizin, viele messbare Substanzen und Funktionszusammenhänge lange im Verborgenen lagen und wir nicht wissen, was wir in der Zukunft noch wahrnehmbar machen können. So ist die Existenz von Hormonen erst seit hundert Jahren bekannt, viele einzelne davon wurden weit später entdeckt.

Diesen substanziellen, physischen Leib haben wir mit jeder Materie gemein, mit dem Stein, den Pflanzen und den Tieren.

Unser zweiter sogenannter Leib ist der Ätherleib, der im Flüssigen beheimatet ist. Er ist die Summe unserer Lebenskräfte, unserer Vitalität, er ermöglicht Wachstum und Vergehen, den Stoffwechsel. In den Naturreichen ist er auch bei den Pflanzen zu finden, an denen der Rhythmus von Werden und Vergehen besonders gut beobachtet werden kann, beispielsweise bei den einjährigen Blumen, wenn sie wachsen, erblühen und verwelken.

Das dritte Wesensglied ist unser Astralleib, die Summe all dessen, was wir Gefühle, Emotionen und seelisches Leben nennen. Er ist im Luftigen des Körpers beheimatet. Ein solcher Astralleib ist in unterschiedlicher Ausprägung auch in der Tierwelt zu finden, das Seelenleben von Hunden oder Katzen berührt viele Menschen tief. Dieser Astralleib ist häufig »der eigentliche Ursprungsträger des Krankmachenden im Menschen«.[11] Dieser Zusammenhang wurde von der konventionellen Medizin in der Psychosomatik an vielen Stellen aufgegriffen. So führt zum Beispiel dauerhafter Druck häufig zu einem hohen Blutdruck. An der Grenze zwischen Ätherleib und Astralleib spielen sich vielfach Gesundheit und Krankheit ab, der Ätherleib trägt die Gesundungskräfte, der Astralleib kann, wenn er nicht gut in das Gefüge der Wesensglieder eingebettet ist, krank machen.

Das vierte Wesensglied ist die sogenannte Ich-Organisation, Trägerin meiner Biografie, Trägerin meines Willens und diejenige, die idealerweise den Organismus in gesunder Weise koordiniert. Die Heimat dieser Ich-Organisation ist die Wärme. So kann ich durch ich-hafte Betätigung zum Beispiel im Sport gesundende Wärme erzeugen, oder der Körper bringt diese im Krankheitsfall durch Fieber hervor. In beiden Fällen ist sie, wenn sie das richtige Maß nicht verliert, heilend und gesundend. Im Kapitel über Hitzewallungen taucht dieser Gesichtspunkt erneut auf (siehe Seite 109 ff.).

## Der weibliche Zyklus im Licht der Wesensglieder

Im Zyklus der Frau, der dem Mondzyklus entspricht, diesen aber quasi »nach innen genommen« und sich äußerlich von ihm emanzipiert hat, spielt sich in einem zeitlich individuell ausgestalteten Rhythmus von ca. 28, nach neueren Untersuchungen im Mittel 29,5 (bzw. 23 bis 35) Tagen ein wiederkehrendes Geschehen ab. Dessen erste Hälfte ist besonders in der zweiten Woche von aufbauender ätherischer Wirksamkeit geprägt. Astralleib und Ich lockern ihre Verbindung mit den »unteren« Wesensgliedern (Ätherleib und physischer

*aufbauende ätherische Wirksamkeit*

Leib). Im Eierstock reift ein runder Follikel heran, die Gebärmutterschleimhaut wächst und baut sich auf. Nicht nur in den Genitalorganen dominieren Wachstum und Aufbau, auch Haut und Haare wachsen schneller. Der Muskelaufbau verstärkt sich durch die gleichsam anabole Wirkung des Östrogens, was sich oft bis in die Trainingspläne von Leistungssportlerinnen niederschlägt. Auch die Sprache verändert sich: In der ersten Zyklushälfte ist sie durch eine stärkere Vernetzung beider Hirnhälften reicher, plastischer. Seelisch ist die Frau in dieser Zeit nach außen zur Welt geöffnet, Kraft und Energie bestimmen das Seelen- und tätige Leben.

*Eingreifen der oberen Wesensglieder*

Die Ovulation bzw. der Eisprung wird durch das Eingreifen der oberen Wesensglieder impulsiert. Der Follikel wird zerstört, damit die Eizelle frei und eventuell befruchtet werden kann. Wo Physisches zugrunde geht, kann Geistiges eintreten. Die Öffnung zum Außen findet nun in der Öffnung zum Kosmos, zum Werdenden, das da kommen will, ihren Höhepunkt.

In der zweiten Zyklushälfte verbinden sich die oberen Wesensglieder tiefer mit dem Leib. Ein sichtbares Zeichen dafür ist der Anstieg der Basaltemperatur um 0,5 °C bei 80 Prozent der Frauen. Unter dem Einfluss von Progesteron dominieren nun Umbau und Differenzierung insbesondere der Gebärmutterschleimhaut.

Seelisch ist diese Phase von einer gewissen Zurückgezogenheit und Vertiefung geprägt, die in der Übersteigerung im prämenstruellen Syndrom ganz in die Schwere fallen kann mit Ödemen, Gewichtszunahme, dysphorischen Stimmungen bis hin zu manifesten depressiven Episoden.

Mit der Menstruation lösen sich die oberen Wesensglieder wieder aus dem Stoffwechsel. Es kommt zum Abbluten der Schleimhaut und seelisch zu einem »Aufatmen« und einer größeren Leichtigkeit. Das Lösen des Astralleibs verläuft mitunter verzögert, er kann sich »verhaken«, was sich gerade bei jungen Mädchen in Regelschmerzen äußert. Hier muss das Ineinandergreifen in regelrechter Weise noch gelernt werden.

*»schwingender Sinusrhythmus«*

Kann dieser schwingende Sinusrhythmus, das Urbild der Schwingungen, ungestört ablaufen, ist dies gesundend. Mit dem Wegfall dieses Rhythmus in den Wechseljahren steigt die Rate an Herz-Kreislauf-Erkrankungen.

Eine Besonderheit der Ätherkräfte sei hier noch erwähnt. Der Anteil, der im Körper nicht zum Aufbau gebraucht wird, steht uns als Denkkräfte zur Verfügung. So erklärt sich auch, dass in Kindheit und Jugend das Denken immer mehr erwacht, je weiter die Bildung des Körpers fortschreitet. Ein Teil der Ätherkräfte bleibt – wie oben beschrieben – immer mit dem Werden und

Vergehen physischer Prozesse verbunden, und nur der übrige Teil steht zum Denken zur Verfügung.

*aufbauende Kräfte werden frei für das Denken*

Mit den Wechseljahren schwindet dieses Engagement im Körper nach und nach, was bedeutet, dass weitere aufbauende Kräfte frei werden und nun in unser Denken einfließen können. Dieser Zuwachs an neuen Ideen und Gedankenbewegungen ist bei vielen Frauen bei aufmerksamer Beobachtung deutlich wahrnehmbar. Männer können zwar bis ins hohe Alter Kinder zeugen, das heißt, in ihrem Körper finden diese Veränderungen nicht im selben Ausmaß statt, sie müssen dafür aber auf diesen Zuwachs an Kräften verzichten. Deshalb sind möglicherweise in Märchen und ähnlichen Überlieferungen auch meist weise Frauen zu finden und seltener weise Männer.

Interessanterweise ist die Spezies Mensch mit Ausnahme einiger Walarten die einzige, die ein Leben nach den Wechseljahren kennt.[12] Das heißt, jenseits der reproduktiven Aufgabe kann im Wesentlichen nur der Mensch mit den nun frei gewordenen Kräften arbeiten.

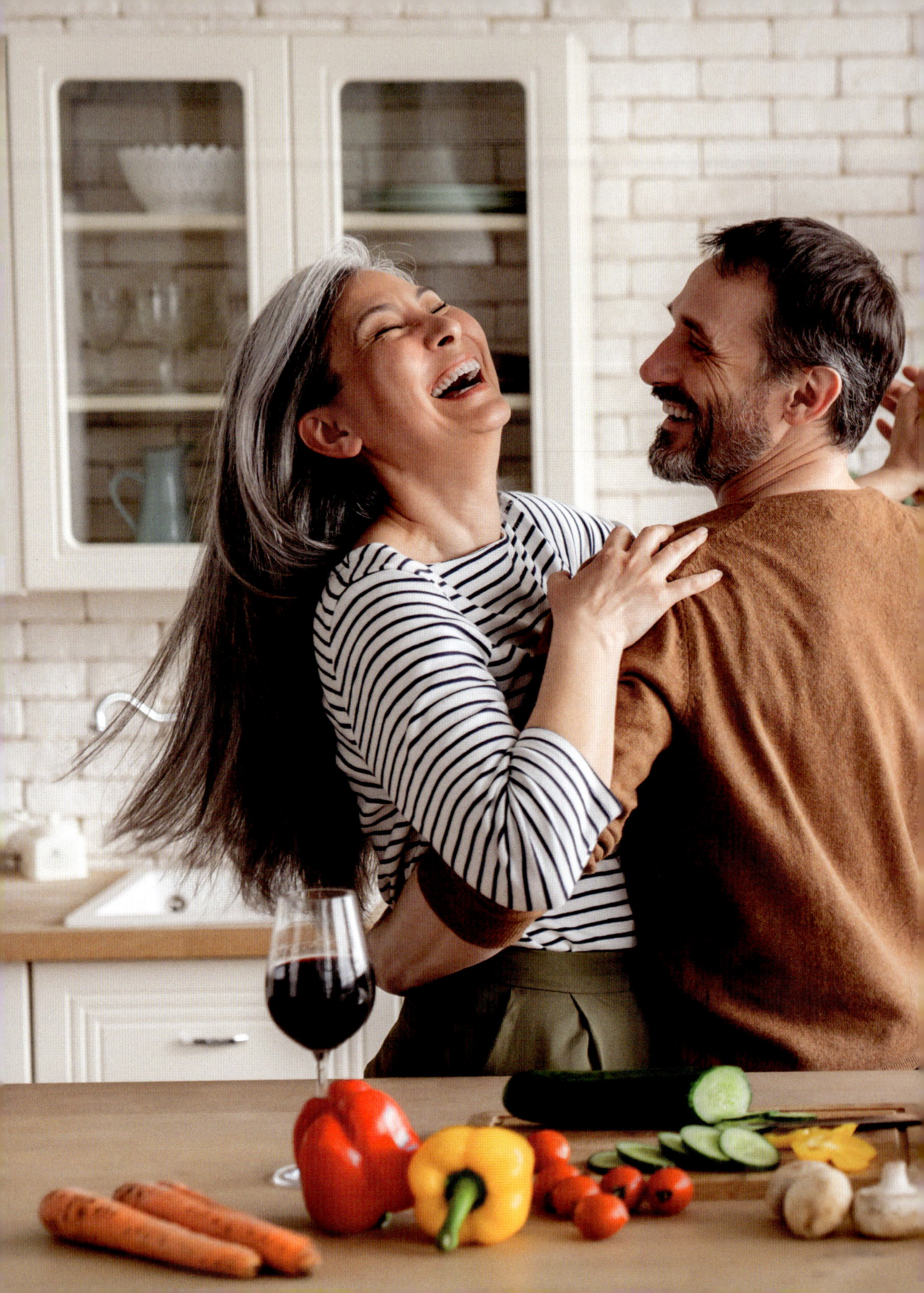

# Veränderungen in den Wechseljahren

***Wenn sich der Rhythmus der Trommeln ändert, muss man anders tanzen.***

*Aus den Weisheiten der Tuareg*

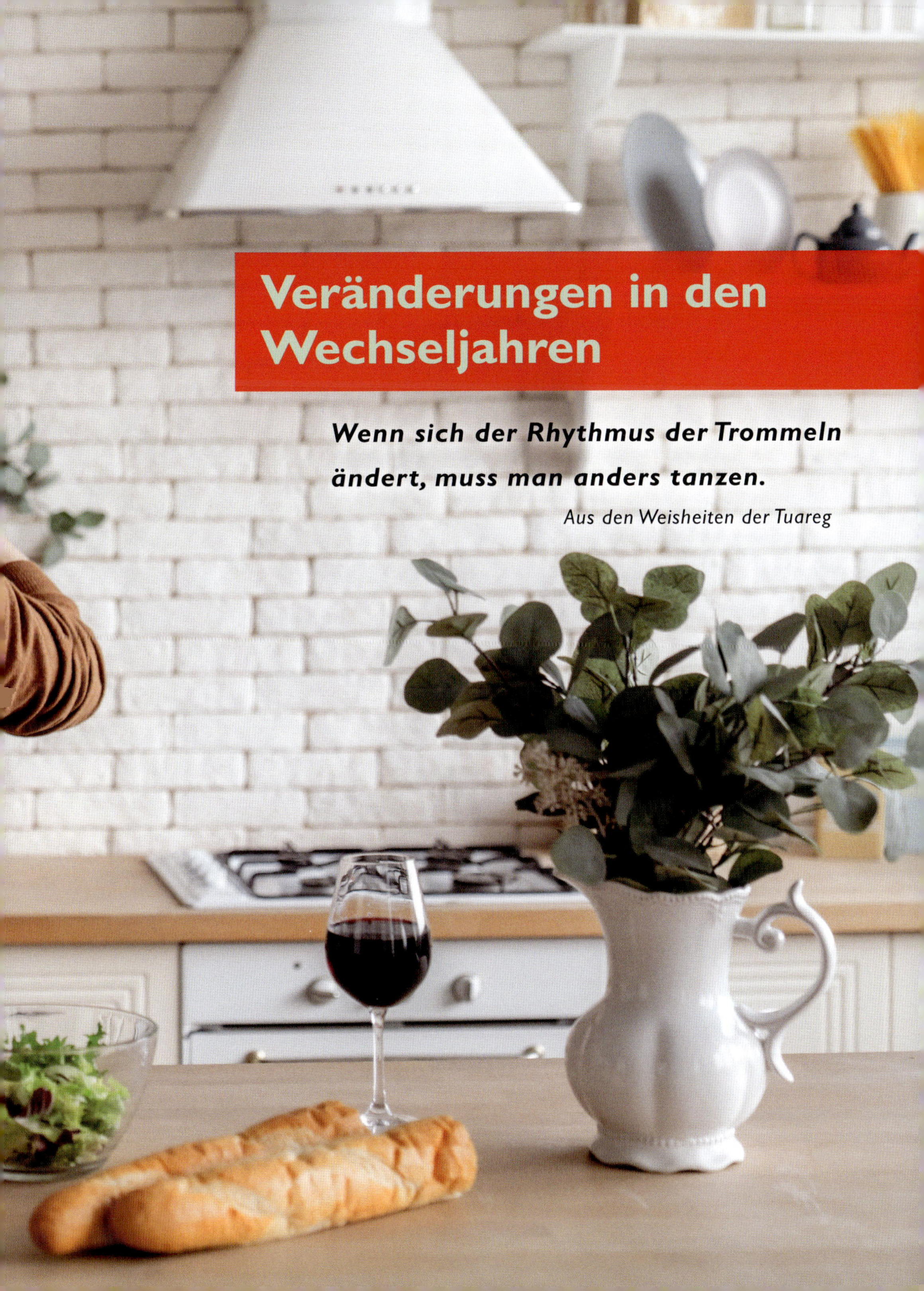

## Allgemeine Veränderungen

An den Anfang dieses Kapitels möchte ich eine Positivliste von Veränderungen stellen, nicht weil die Wechseljahre eine durchweg positive Angelegenheit wären, sondern um der gesellschaftlich dominanten Sichtweise der Wechseljahre als Mangel, Defizit und Abbau etwas entgegenzusetzen.

*Positivliste von Veränderungen*

Durch das Ausbleiben des monatlichen Zyklus gibt es keine Angst vor ungewollter Schwangerschaft mehr, wir können Sexualität ungehemmt und jederzeit ohne Vorbereitung genießen. Wir müssen keine Angst mehr vor plötzlich unerwartet einsetzenden Regelblutungen haben, wie sie in der Zeit vor der letzten Blutung häufig auftreten, und müssen deswegen nie mehr Binden oder Tampons in der Handtasche oder im Reisegepäck haben oder uns Gedanken machen, wenn wir schicke weiße Hosen anziehen. Die Tage, an denen einige von uns entweder Schmerzmittel nehmen oder sich mit einer Wärmflasche im Bett verkriechen mussten, gehören der Vergangenheit an.

Eine drohende Blutarmut, für viele Frauen Begleiterin der fruchtbaren Zeit, ist ebenfalls kein Thema mehr. Das prämenstruelle Syndrom und damit verbundene Stimmungsschwankungen fallen weg.

Eine Reihe von Veränderungen gilt nicht für alle Frauen, aber für viele: Wir wissen, dass eventuell vorhandene Myome nun nicht mehr wachsen werden und auch die Neigung zu Zysten sowohl in der Brust als auch in den Eierstöcken abnimmt. Bei vielen Frauen ändert sich die Brustgröße, sodass sie diese als besser zu ihnen passend empfinden. Das Wärmegefüge verändert sich; von vielen Frauen höre ich, dass sie nicht mehr so leicht frieren und sich endlich gut durchwärmt in ihrem Körper wohl fühlen.

*körperliche und geistige Fruchtbarkeit*

Seelisch und geistig können wir durch das oben beschriebene Freiwerden von Kräften (siehe Seite 38 f.) noch mal ganz neu durchstarten, Wesentliches entdecken und ganz anders kreativ werden als vorher. Die körperliche Fruchtbarkeit wird durch eine geistige ersetzt.

## Hormonelle Veränderungen

Was geschieht nun mit den Hormonen während der Wechseljahre?

*Prämenopause*

In der Prämenopause, die etwa ab dem 40. bis 45. Lebensjahr beginnt (siehe Seite 22), tritt meist zunächst eine »Müdigkeit« des Gelbkörpers ein, sodass weniger Progesteron produziert wird und es zu einer relativen Östrogendominanz kommt. Symptome dieser Östrogendominanz können ein verstärktes prämenstruelles Syndrom mit Spannungsgefühlen in der Brust oder Stimmungsschwankungen, das Wachstum von Myomen oder Zysten, verkürzte Zyklen oder prämenstruelle Schmierblutungen sein. Auch Schlafstörungen können vermehrt auftreten. Anovulatorische Zyklen, also Zyklen, in denen kein Eisprung mehr stattfindet, werden mit der Zeit häufiger, sodass sich die Gebärmutterschleimhaut ungehindert aufbaut, aber nicht geregelt umgebaut wird und irgendwann »zusammenbricht«. Dadurch bleibt die Blutung zunächst aus, es können dann aber starke, nicht enden wollende Blutungen folgen.

*Symptome der Östrogendominanz*

Später kommt es dann in den eigentlichen Wechseljahren zu starken Schwankungen des Östrogenspiegels mit Hitzewallungen und / oder Schweißausbrüchen und häufig auch zu Schlafstörungen, bis irgendwann die Abstände zwischen den Menstruationen sehr lange werden und schließlich die letzte Blutung eintritt, die aber definitionsgemäß erst nach Ablauf eines Jahres als solche identifiziert werden kann. In dieser Phase treten auch häufig die bekannten Stimmungsschwankungen auf, außerdem Konzentrationsstörungen und Vergesslichkeit. Viele Frauen können Gelenkbeschwerden entwickeln.

*Menopause*

Natürlich gibt es auch hier Ausnahmen, bei einigen Frauen tritt die letzte Regelblutung plötzlich und unerwartet nach bis dahin unverändertem Zyklus ein. Andere Frauen haben nach zwei oder drei Jahren noch einmal eine Menstruationsblutung, die dann meist an den Begleitsymptomen als solche erkennbar ist.

Die Androgenkonzentrationen im Blut fallen erst spät und langsam ab oder können wie oben geschildert sogar ansteigen, sodass es zu dem beschriebenen relativen Überwiegen der männlichen Geschlechtshormone kommt. Viele Frauen bemerken dann eine Zunahme des sogenannten Damenbartes, unerwünschtes Haarwachstum im Brustbereich und eine Umverteilung des Fettgewebes in den Bauchraum, weg von der weiblichen Birnen- hin zur männlichen Apfelform. Mit einem Wort: Wir werden männlicher.

*relatives Überwiegen männlicher Hormone*

Julia Onken drückt es in ihrem wunderbaren Buch *Feuerzeichenfrau* so aus: »Wir verlassen das Terrain ausgeprägter geschlechtlicher Halbheit und entwickeln uns mithilfe der Wechseljahre […] aus der Einseitigkeit der Weiblichkeit in die Ganzheit des Menschseins.«[13]

In den Jahren nach der letzten Regelblutung stehen dann Beschwerden der Haut und Schleimhäute im Vordergrund, Scheidentrockenheit und Blasenprobleme, die Haut insgesamt wird dünner und trockener (siehe auch die entsprechenden Kapitel auf den Seiten 121 ff. und 123 ff.).

| *Prämenopause* | *(Peri-)Menopause* | *Postmenopause* |
|---|---|---|
| regelmäßige oder unregelmäßige Blutungen | unregelmäßige Blutungen | Blutungen ausbleibend |
| prämenstruelles Syndrom | Hitzewallungen | trockene Haut und Schleimhäute |
| | Schlafstörungen | |
| | Stimmungsschwankungen | |
| | Libidoveränderungen | Libidoveränderungen |
| Gelenkbeschwerden | Gelenkbeschwerden | |
| | Konzentrationsstörungen | |
| Akne, vermehrte Behaarung | Damenbart | Osteoporose |
| | | Blasenprobleme |
| | | Senkungsbeschwerden |

### *Exkurs: Veränderungen als Ausdruck des Wesensgliederwirkens*

Ab Mitte 30 nimmt unsere Vitalität ab, anthroposophisch gesprochen fangen die Ätherkräfte an, sich aus dem Leib zu lösen bzw. umzuwandeln. Im Normalfall merken wir das jedoch kaum, meist nur, wenn wir an unsere Grenzen gehen. So fällt es beispielsweise nach einer durchfeierten Nacht durchaus schwerer, wieder in den gewohnten Rhythmus zu kommen, und der Schlafmangel hängt uns noch einige Tage nach.
Mit den Jahren wird der Mangel an Lebenskräften deutlicher, die Spannkraft der Muskulatur nimmt ab, ebenso wie die Straffheit der Haut oder die Beweglichkeit der Gelenke, der ganze Organismus wird trockener, steifer und sklerotischer. Die Belastbarkeit lässt nach und wir brauchen längere Erholungsphasen.
So wie wir dem im Leiblichen entgegenwirken müssen, so auch im Seelischen und im Denken, das häufig eingefahrenen Bahnen folgt, unbeweglich wird und keine Offenheit mehr aufweist. Gerade diesen »sklerotisierenden

Gedanken und Verhaltensweisen«, die gerne in ihren gewohnten Spuren kreisen, können wir durch eine Verlebendigung aus dem Ich heraus, durch neue Ideen und Ideale, neue Verhaltensmuster oder neue Erkenntnisse entgegenwirken.
Durch die Abnahme der vitalen Kräfte können die oberen Wesensglieder nicht mehr so tief und regelmäßig in das zyklische Geschehen eingreifen, sodass die Schleimhaut nicht mehr umgewandelt werden kann und es zu den oben beschriebenen Blutungsstörungen kommt. Da die oberen Wesensglieder also nicht mehr in geordneter Weise eingreifen, kann es passieren, dass sie quasi im Körper »irrlichtern«, und so werden Beschwerden wie Hitzewallungen oder plötzlich anbrandende Reizbarkeit oder Trauer plastisch verstehbar.

*Schwankungen im Verlauf*

Diese Veränderungen gehen nicht kontinuierlich vor sich, sondern unterliegen Schwankungen. Bei großen Belastungen kann sich schon früh eine erhöhte Empfindlichkeit zeigen, dann kann über Jahre alles stabil bleiben, um sich anschließend schrittweise wieder ins Unregelmäßige zu verändern. Manche eher robusten Naturen nehmen kaum Veränderungen wahr und haben bis zur letzten Blutung einen stabilen Zyklus, begleitet von ebenso stabiler Gemütslage, der dann einfach ausbleibt. Den weiblichen Hormonzyklus nicht nur als ein Geschehen im leiblichen Gefüge zu begreifen, ist eine durchaus lohnende Sichtweise, berichten doch viele Frauen auch lange nach den Wechseljahren noch, zyklische Veränderungen zu erfahren, wobei lediglich deren sichtbarer Ausdruck der Regelblutung fehlt.

## Verhütung in den Wechseljahren

Eine Frage, die sich in dieser Zeit häufig stellt, ist die nach der Fruchtbarkeit. Aus den obigen Beschreibungen wird deutlich, dass auch bei langen Zyklusabständen noch ein Eisprung erfolgen kann und eine Empfängnis möglich ist, weshalb viele Frauen nach der Notwendigkeit von Verhütung fragen.

*Verhütung ist notwendig*

Mit zunehmendem Lebensalter sinkt die Empfängniswahrscheinlichkeit ab. Bei Frauen unter 25 Jahren liegt sie bei 90 Prozent, bei 24- bis 35-Jährigen bei 70 Prozent und bei 35- bis 40-Jährigen nurmehr bei 20 Prozent pro Jahr. Mit welcher Wahrscheinlichkeit Sie ungewollt schwanger werden, ist Ihnen wahrscheinlich herzlich egal. Wesentlich ist auf jeden Fall, dass Verhütung auch in den Wechseljahren eine Notwendigkeit darstellt. Grob gesagt sollten Sie nach der Menopause noch ein Jahr lang verhüten, wenn Sie über 50 sind, noch ein halbes Jahr.

*alle Verhütungsmittel sind möglich*

Letztlich stehen alle Verhütungsmittel wie vorher zur Verfügung. Da viele Frauen bis zu den Wechseljahren die Pille nehmen und so eine Art Hormonersatztherapie betreiben, fällt das leicht wahrnehmbare Symptom des Ausbleibens der Blutung weg, da die Pille durch ihre künstliche Hormonzufuhr eine regelmäßige menstruationsähnliche Blutung auslöst. Hier müssen Sie einfach aufhören, die Pille zu nehmen. Mit meinen Patientinnen spreche ich dies um das 50. Lebensjahr an. Sie machen dann einen sogenannten Auslassversuch und nehmen keine Pille mehr. Nach sechs bis zwölf Wochen kann man mittels einer Blutentnahme und Hormonbestimmung vielleicht feststellen, ob eine weitere Verhütung notwendig ist, allerdings nur, wenn die Laborwerte eine klare Sprache sprechen, was sie häufig nicht tun. Dann sollte ein halbes Jahr gewartet und mit Kondomen verhütet werden, bis eine Sicherheit besteht.

Für Frauen, die keine weiteren Risikofaktoren aufweisen, wie Rauchen oder ein erhöhtes Thromboserisiko, ist es medizinisch unbedenklich, die Pille bis zu diesem Alter zu nehmen. Inwieweit sie sich die Möglichkeit nehmen oder ersparen möchte, die körperlichen und seelischen Umbrüche der Wechseljahre zu erleben, muss jede Frau für sich entscheiden. Ähnlich ist das Vorgehen bei einer Hormonspirale, deren Vorhandensein auch meist mit einem Fehlen der Regelblutung einhergeht.

*persönliches Sicherheitsbedürfnis*

Auch andere Formen der Verhütung, wie Kondome oder Spirale, können ein bzw. ein halbes Jahr (über 50) nach der letzten Regelblutung weggelassen oder entfernt werden. Dies alles stellt jedoch nur gebräuchliche Empfehlungen dar, das persönliche Sicherheitsbedürfnis ist häufig sehr unterschiedlich und durch den Charakter und biografische Erfahrungen bestimmt, sodass es immer wieder Frauen gibt, die sich sicherer fühlen, wenn sie auch länger nach dem Ausbleiben der Regel Kondome benutzen, andere hören schon weit früher damit auf, mit dem sicheren Gefühl, nicht mehr schwanger werden zu können.

## Partnerschaft

Auch für die Partnerschaft sind die Wechseljahre eine Herausforderung, gehen sie doch nicht nur für die Frau, sondern auch für das Paar mit den beschriebenen biografischen Veränderungen einher. In Familien verlassen meist die Kinder das Haus, und das Paar, das bisher durch gemeinsame Aufgaben zusammengehalten wurde, ist auf sich selber zurückgeworfen und muss sein Leben in der Zweisamkeit neu gestalten. Eine häufige Konstellation besteht darin, dass die Frau, befreit von der Sorge um das Wohlergehen der Kinder, beruflich oder in anderen Bereichen durchstartet, die Welt entdecken und sich neuen Aufgaben zuwenden will, die Männer hingegen häufig mit dem Gefühl, ihren Beitrag geleistet zu haben, endlich in Ruhe zu Hause sitzen und das Leben entspannt genießen wollen – keine einfache Situation. Hinzu kommt, dass durch die gestiegene Lebenserwartung und den häufig deutlich besseren Gesundheitszustand dem Paar eine lange gemeinsame Perspektive beschieden ist. So nimmt es nicht wunder, dass die Scheidungsrate gerade der Langzeitpaare genau in diesem Lebensabschnitt in den letzten Jahren deutlich zugenommen hat.

*biografische Veränderungen*

Auch für Frauen in anderen Lebensformen stellt sich in diesem Zeitraum häufig die Frage, wie sie ihre Zukunft gestalten und ob sie mit diesem oder jenem Menschen an ihrer Seite den letzten Lebensabschnitt verbringen wollen. Es sind legitime Fragen, sie sich zu stellen ist immer lohnend, und die daraus entstehenden Konflikte gilt es auszutragen und durchzustehen.

An dieser Stelle sei noch einmal das »Plädoyer für Zeit und Raum« erwähnt. Umbruch und Neuorientierung sind Prozesse, die nicht schnell erledigt werden können, sondern sich entfalten können müssen, neue Lebensformen müssen ausprobiert und geübt werden, und es darf mancher Umweg gegangen werden, bis sich ein neues Gleichgewicht einstellt. So wie die von den Wechseljahren betroffene Frau sich neu sortieren muss, braucht auch der Partner oder die Partnerin Zeit, sich an diese Veränderungen zu gewöhnen und einen guten eigenen Umgang damit zu finden. Leider erfolgen diese Zeitabläufe nicht linear und meist auch nicht im Gleichschritt, sodass Geduld und Großzügigkeit mit sich selber und dem bzw. der anderen zu den wichtigsten Eigenschaften für ein gutes Gelingen gehören.

*Prozesse, die sich entfalten müssen*

## Sexualität

Sexualität, Libido, Begehren, Verlangen, körperliche Nähe, Sinnlichkeit und Erotik sind schwierige Themen. Die Komplexität der weiblichen Lust ist nach wie vor wenig verstanden, auch wenn es in den letzten Jahren dazu vermehrt

*Komplexität der weiblichen Lust*

Forschung und Berichte gab, dankenswerterweise auch zum Thema Sexualität und ihrer Wandlung in den Reifejahren

Gerade hier zeigt sich eine Schwierigkeit von Studien zu diesem Thema, die Studienlage ist extrem heterogen. So muss man sicher fragen, ob die Orgasmusfrequenz einen ausreichenden Parameter zur Beschreibung einer geglückten Sexualität darstellt oder die Koitusfrequenz gut die Qualität einer Paarbeziehung misst. Die in Studien belegte Tatsache, dass Menschen, die sexuell zufrieden oder sehr zufrieden sind, auch eine hohe Lebenszufriedenheit aufweisen, sagt nichts darüber aus, ob sie mit dem Leben zufrieden sind, weil sie eine gute Sexualität haben, oder ob sie diese haben, weil sie mit dem Leben zufrieden sind – oder ob es sich einfach um allgemein positiv gestimmte Menschen handelt, die alles genießen. Gleiches gilt für den ebenfalls gut belegten Zusammenhang zwischen Sexualität und allgemeiner Gesundheit.

*Sexualität und Lebenszufriedenheit*

Wie so häufig sind zudem Befund und Befinden, in diesem Falle also Tun und inneres Erleben, oft nicht kongruent.

***Wichtig ist immer*** das eigene Erleben: Bin ich mit mir, mit dem, was ich fühle und will, im Einklang?

*kulturelle und soziale Normen*

Auch hier kann es wichtig sein, sich klarzumachen, welchen kulturellen und sozialen Normen wir unterworfen sind, welche Erzählungen zur Sexualität reifer Menschen uns geprägt haben und wie unsere sexuelle Biografie bisher verlaufen ist. Hat sie einen großen Raum in meinem Leben und meiner Paarbeziehung eingenommen oder war sie weniger wichtig? Ist sie insgesamt positiv besetzt oder hat sie schwierige Beiklänge, Traumata, Selbstwertstörungen oder Schmerzepisoden?

Im Gesamtbild ist vielleicht wichtig zu wissen, dass sich die Störungen der Sexualität in den letzten Jahrzehnten in unserer Gesellschaft gewandelt haben. War das Verhältnis von Orgasmus- zu Erregungsstörung früher 80 zu 20, so hat es sich heute umgekehrt. Dies hängt sicher auch mit einer zunehmenden Pornografisierung unseres Alltags und der Entzauberung von Sexualität zusammen. Es gibt das schöne Wort von der »sexuellen Anorexie«, anders ausgedrückt, wir beten nicht um unser täglich Brot, sondern um den Hunger.

*Dauer der Partnerschaft*

Hier einige Studienergebnisse zu diesem Thema: Die Häufigkeit sexueller Kontakte in Partnerschaften sinkt unabhängig vom Alter mit der Dauer der

Partnerschaft. Das heißt, eine frisch verliebte 60-Jährige hat statistisch gesehen mehr Sex als eine 30-Jährige in einer langjährigen Beziehung. Dies muss nicht heißen, dass sich die Paar- oder auch die sexuelle Beziehung immer nur verschlechtert, vielleicht bedeutet es auch, das andere Dinge ausreichend sind, um sich der Gemeinsamkeit zu vergewissern.

*Unterschiede zwischen Mann und Frau*

Es würde an dieser Stelle zu weit führen, die vielfältigen Unterschiede im sexuellen Erleben von Mann und Frau zu schildern, aber in der plakativen Vereinfachung »Männer kommen vom Mars, Frauen von der Venus«, die also besagt, dass sich beide von unterschiedlichen Planeten annähern, liegt eine gewisse Wahrheit. Deren Kenntnis macht den Umgang mit diesen Unterschiedlichkeiten einfacher und lässt uns großzügiger sein – etwas, das gerade in dieser Zeit des Umbruchs vielleicht mehr nottut als zu unbelasteten Anfangszeiten.

Grob vereinfacht gesagt, ist die männliche Sexualität zentrierter und fokussierter auf sexuelle Reize und den eigentlichen Verkehr, während die der Frauen deutlich vielschichtiger und umweltoffener ist. Das bedeutet, Frauen sind abhängiger von Stimmungen oder äußeren Einflüssen wie Kindergeschrei, beruflichen oder familiären Belastungen und Stress. Männer erleben im sexuellen Kontakt häufiger einen Stressabbau, während Stress für Frauen sexuelle Begegnungen erschwert oder unmöglich macht.

Die Orgasmusfähigkeit von Frauen hängt mit dem Vermögen zusammen, eigene Bedürfnisse zu äußern, mit der Qualität von Beziehungskommunikation und mit dem eigenen Körperbild. Da diese Eigenschaften im Alter eher zunehmen, verbessern sich mit den Jahren meist auch Orgasmusfähigkeit und sexuelle Zufriedenheit der Frauen. Auch der Wunsch nach Geschlechtsverkehr nimmt sowohl bei Frauen als auch bei Männern erst jenseits des 75. Lebensjahres deutlich ab, also lange nach den Wechseljahren.

*Frauen, die keinen Verkehr mehr haben wollen*

Dafür, dass viele Frauen mit den Wechseljahren weniger oder keinen Verkehr mehr haben wollen, gibt es mehrere Erklärungsansätze. Einer mag darin liegen, dass sie sozusagen gesellschaftlich erlaubt ein Thema beenden können, das schon vorher als belastend erlebt wurde. Ein weiterer kann damit zusammenhängen, dass sie auf dem Weg zu sich selbst die Beziehung infrage stellen oder die Art der gelebten Sexualität. Ich habe viele Frauen kennengelernt, deren Problem es keineswegs ist, Sexualität nicht mehr leben zu wollen, sondern die die Art, wie sie bisher in der Beziehung gelebt haben, so nicht mehr möchten. In einigen Fällen führt die Wahl eines anderen Partners, sei es in einer neuen Beziehung oder mittels einer Affäre, zu einem vollständig neuen Erleben erotischer Zweisamkeit, von dem manche Frau sagt, sie hätte sich nie vorstellen können, dass es so sein kann.

Im Leben gibt es immer Phasen, in denen gerade Frauen sich auf andere Dinge konzentrieren und Sexualität in den Hintergrund tritt, so häufig auch nach der Geburt eines Kindes. In den Wechseljahren mit ihren massiven Umbrüchen und Herausforderungen können ebenfalls andere Dinge einfach wichtiger sein, zumindest zeitweise. Dauert dies zu lange, besteht die Gefahr, dass das Thema immer weiter in den Hintergrund rutscht und es irgendwann immer schwieriger wird, es daraus hervorzuholen.

*neue Wege finden*

Da die sexuelle Reaktionsfähigkeit der Männer ab ca. 65 nachzulassen beginnt, müssen und dürfen Paare hier neue Wege finden, diese Seite ihrer Beziehung neu zu beleben. Viele entscheiden auch gemeinsam, häufig leider unausgesprochen, dass ihnen andere Dinge wichtiger sind, und lassen dieses Thema auch wegen der damit verbundenen Schwierigkeiten ganz ruhen und genießen stattdessen gemeinsame Erlebnisse und Zärtlichkeit.

Je besser sich die Kommunikation darüber gestaltet und je klarer diese Entscheidung getroffen wird, desto leichter ist das Leben damit. Problematischer sind die Beziehungen, die eine gleichsam stillschweigende Übereinkunft treffen, bei der sich dann manchmal ein Partner nicht traut, Schwierigkeiten anzusprechen. Miteinander zu reden ist hier ohnehin das Zauberwort, Paare die mehr sprechen, haben besseren Sex,[14] nicht zuletzt deswegen, weil sie ihre Vorlieben und Bedürfnisse besser kennen und das Aussprechen sexueller Phantasien das Liebesleben beflügeln kann.

Diejenigen Paare jedoch, die sich gemeinsam auf eine Reise machen, lustvolle Sexualität ohne brennendes Verlangen zu leben, erfahren oft einen zweiten Frühling. Die zunehmende Öffnung der Gesellschaft und das große Angebot zum Beispiel an Tantra-Kursen oder Ratgebern zu Slow Sex kann hier eine große Hilfe sein.

*alleinstehende Frauen*

Einschränkend muss an dieser Stelle die traurige Tatsache erwähnt werden, dass viele Frauen durch Verwitwung oder Scheidung alleinstehend sind und bei der Partnersuche gegenüber gleichalten Männern deutliche Nachteile haben, da Letztere sich altersmäßig leichter »nach unten« orientieren können. Für viele ist es an dieser Stelle auch eine Mutfrage, ob die Sehnsucht so groß ist, dass sie sich in unbekannte Gefilde der Suche beispielsweise im Internet begeben wollen. Diese Frage darf eine Weile mit sich herumgetragen werden und kann zum Beispiel auch mit einer Massagestunde beantwortet werden, die frau sich selber schenkt.

Eine günstige Voraussetzung für Frauen, alleinige oder auch partnerschaftliche Sexualität gut zu erleben, ist nicht nur in den Wechseljahren die Vertrautheit und die Liebe zum eigenen Körper. Auch hier gibt es eine Reihe von Ratgebern und Literatur, die Frauen dazu ermuntern, ihren Körper kennen- und lieben zu lernen.[15]

Einige Heilmittel werden im Kapitel »Einzelne Beschwerden und ihre Heilungsmöglichkeiten« beschrieben (siehe Seite 115 f. bzw. 123 ff.).

## Sexualität und Sinnenfreude

*allgemeine Lebenslust, Gesundheit und Freude an Sexualität*

Es gibt einen engen Zusammenhang zwischen allgemeiner Lebenslust, Gesundheit und der Freude an der Sexualität, das heißt, Sie können das eine mit dem anderen regulieren. Zur Sinneslust begabte Menschen, die schon immer Freude an schönen Dingen, heilsamen Berührungen oder Kunsterlebnissen hatten, werden dies auch in späten Jahren leichter aufrechterhalten können und so einen Zuwachs an Lebenskräften durch diese Sinnenfreuden erfahren. Aber es ist auch nie zu spät, diese Seiten an sich zu entdecken und zu kultivieren. Hier ist das hilfreich, was ich in meinen Therapien oft die »Brigitte-Empfehlungen« nenne, die im Grunde genommen jede kennt und an die doch immer wieder erinnert werden muss: ein Spaziergang barfuß durch das nasse Gras, eine duftende Rose und ein wohlriechendes Schaumbad können durchaus diese Saiten in Ihnen zum Klingen bringen.

## Folgen einer Gebärmutterentfernung für die Sexualität

Eine besondere Frage, die sich nicht nur in den Wechseljahren stellt, dort aber statistisch am häufigsten auftritt, ist die nach einer Gebärmutterentfernung.

*individuelle Unterschiede*

Die Folgen einer Gebärmutterentfernung für die Sexualität sind individuell hochverschieden und wenig vorhersehbar. Sie sind abhängig von der vorher gelebten Sexualität, der individuellen Ausgestaltung der Orgasmusfähigkeit, dem Grund und auch der Art des Eingriffes. Die meisten Frauen jedoch sind in dieser Hinsicht nur von wenigen negativen Nebenwirkungen betroffen, immer wieder verbessert sich das Erleben sogar. Es scheint jedoch so zu sein, dass ein möglichst schonender Eingriff unter Erhalt des Gebärmutterhalses und der Intaktheit der Scheide günstiger ist.

# Wechseljahre und Krebsrisiko

## Brustkrebs

*Zusammentreffen von Risikofaktoren*

Eine Risikoerhöhung für Brustkrebs lässt sich nicht direkt mit den Wechseljahren in Verbindung bringen. Bei Frauen in diesem Lebensabschnitt treffen aber häufig mehrere Risikofaktoren zusammen: das Lebensalter, eine Hormonersatztherapie, Bewegungsmangel und Übergewicht. Dies kann zumindest teilweise das insgesamt statistisch steigende Risiko in den Wechseljahren erklären.

Das durchschnittliche Alter, in dem Frauen an Brustkrebs erkranken, beträgt etwa 65 Jahre. Dieser tritt also bei vielen Patientinnen erst nach der Zeit der Wechseljahre auf.

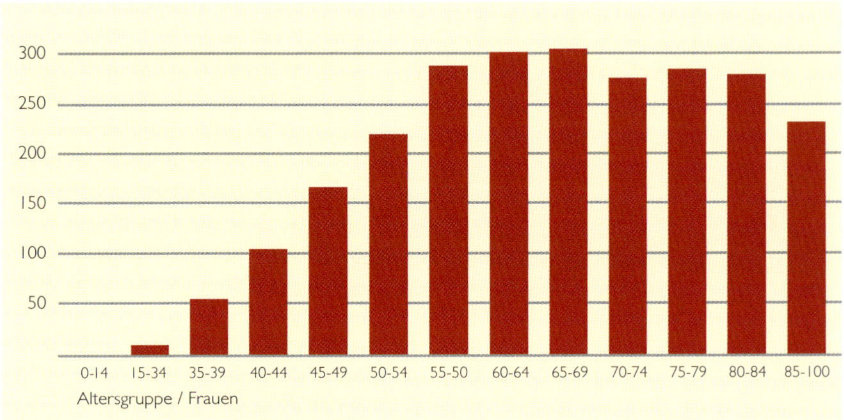


Schätzung der altersspezifischen Häufigkeit von Brustkrebs in Deutschland (Erkrankungen pro 100.000 Frauen).

*Risikofaktoren, die ich beeinflussen kann*

Wichtig im Zusammenhang mit dem Brustkrebsrisiko ist, sich bewusst zu machen, dass es einige Risikofaktoren gibt, die ich nicht beeinflussen kann, wie mein Geschlecht oder das Alter bei der Menarche, der ersten Regelblutung. Sehr wohl aber kann ich Einfluss nehmen auf Faktoren wie Übergewicht, Rauchen und mangelnde körperliche Bewegung. Weitere Risikofaktoren können Sie der folgenden Tabelle entnehmen.

### Risikofaktoren für die Entwicklung von Brustkrebs

| *Risikofaktoren* | *relatives Risiko* |
|---|---|
| • Geschlecht: männlich : weiblich | 1 : 100 |
| • Alter: 25 Jahre : 45 Jahre | 1 : 20 |
| • Körpergewicht: Normalgewicht : Adipositas | 1 : 2,5 (+ 150 %) |
| • Menopausenalter: 42 Jahre : 52 Jahre | 1 : 2,0 (+ 100 %) |
| • Menarchenalter: 14 Jahre : 11 Jahre | 1 : 1,3 (+ 30 %) |
| • Kinderzahl: mehrere : keine | 1 : 1,3 (+ 30 %) |
| • Alter bei erster Geburt: 20 Jahre : 35 Jahre | 1 : 1,4 (+ 40 %) |
| • Stillen: Gesamtdauer 5 Jahre : nie | 1 : 1,2 (+ 20 %) |
| • Orale Kontrazeptiva: nein : ja | 1 : 1,1 (+ 10 %) |
| • Hormonsubstitution: nie : 5 bis 10 Jahre | 1 : 1,3 (+ 30 %) |
| • Alkoholkonsum: Abstinenz : ≥ 20 g täglich | 1 : 1,3 (+ 30 %) |
| • Antibiotika: nie : insgesamt 50 Tage Einnahme | 1 : 1,5 (+ 50 %) |

## Wie wichtig ist das Mammografie-Screening?

Ab dem 50. Lebensjahr erhalten alle Frauen in Deutschland zweijährlich die Einladung zum sogenannten Mammografie-Screening. Hierbei handelt es sich um eine Röntgenuntersuchung der Brust zur Früherkennung von Brustkrebs. Seit seiner Einführung im Jahr 2002 ist dieses Programm hochumstritten. Wichtig ist, sich klarzumachen, dass keineswegs mit dem 50. Lebensjahr das Brustkrebsrisiko sprunghaft ansteigt und mit Ende des Programms mit 70 Jahren deutlich wieder abfällt, sondern dass lediglich das Nutzen-Risiko-Verhältnis hier am günstigsten ist.

*kein sprunghaftes Ansteigen des Risikos*

Es gibt eine Reihe von Frauen, die von der frühen Erkennung und Therapie kleinerer Tumoren profitieren. Dieser Nutzen wird jedoch häufig überschätzt. Aus mehreren großen Studien ist Folgendes bekannt: Von tausend Frauen, die zehn Jahre lang nicht am Mammografie-Screening teilnehmen, sterben vier an Brustkrebs. Von tausend Frauen, die zehn Jahre lang am Mammografie-Screening teilgenommen haben, sterben drei an Brustkrebs. Dem gegenüber steht eine Reihe von Nachteilen, nämlich die Risikoerhöhung durch die Strahlenbelastung (bei einer von tausend Frauen wird durch das Screening ein Brustkrebs ausgelöst), eine Überdiagnostik von Vorstufen von Brustkrebs, die vielleicht nie zu einem Brustkrebs geworden wären, außerdem massive Verunsicherungen durch falsch positive Befunde, das heißt auffällige Befunde,

*Vor- und Nachteile*

die abgeklärt werden müssen und sich dann als harmlos herausstellen. In unserer Praxis überwiegen diese Nachteile deutlich, allerdings beruhigt es viele Frauen, sich alle zwei Jahre vergewissern zu können, dass in der Brust alles in Ordnung ist. Ob die strahlenfreie Ultraschalluntersuchung, die als Vorsorgeleistung nicht von den Krankenkassen übernommen wird, nicht besser wäre, ist seit Jahren Gegenstand der Kontroverse.

*Ultraschall-untersuchung*

In jedem Fall sinnvoll ist es, die Brust regelmäßig selber zu untersuchen oder untersuchen zu lassen, denn es bleibt eine Tatsache, dass eine von acht Frauen im Laufe ihres Lebens an Brustkrebs erkrankt. Dieser ist mit Abstand die häufigste Krebserkrankung des weiblichen Geschlechts.

Die gute Nachricht ist: Die Heilungschancen haben sich in den letzten Jahrzehnten deutlich verbessert, und die Aggressivität der Therapien hat sehr abgenommen.

In unserer Praxis begleiten wir viele Patientinnen über lange Zeit, die vor Jahren einmal die Diagnose Brustkrebs erhalten haben, behandelt wurden und nun – fast – normal weiterleben. Die entscheidende Frage beim Für und Wider der Mammografie ist für mich die: Was entspricht mir mehr, wenn ich mir meine eigenen Risikofaktoren vor Augen führe und mein eigenes Vertrauen in die Gesundheit meines Körpers oder die Angst vor Brustkrebs? Wie fühle ich mich sicherer: mit oder ohne die Bildgebung?

*Was entspricht mir mehr?*

Die Gesellschaft Anthroposophischer Ärztinnen und Ärzte in Deutschland (GAÄD) hat ein hilfreiches Merkblatt zu diesem Thema herausgegeben.[16]

### Anleitung zur Selbstuntersuchung der Brust

- Die Untersuchung sollte bei guten Lichtverhältnissen und in ruhiger Atmosphäre erfolgen.
- Zunächst schauen Sie Ihre Brust gut an, heben dann die Arme und achten auf Hauteinziehungen oder Vorwölbungen. Achten Sie auf neu aufgetretene Unterschiede in Größe oder Form der Brust. Wenn Sie die Brust das erste Mal abtasten, wundern Sie sich bitte nicht über die unterschiedliche Größe der beiden Brüste, das ist bei den meisten Frauen so und ganz normal.
- Tasten Sie systematisch jeden Teil der Brust ab. Spüren Sie, wie sich die Brust direkt unter der Haut und in der Tiefe anfühlt (dazu müssen Sie mit den Fingern etwas mehr Druck ausüben).

- Tasten Sie auch den Rand des Brustmuskels in Richtung Achselhöhle am besten bei gesenktem Arm sowie die Achselhöhle ab.
- Bitte erschrecken Sie nicht, wenn sich das Gewebe knotig anfühlt – das darf es, es besteht aus bindegewebigen Strängen, die sich hart anfühlen können. Ein isolierter derber, nicht verschiebbarer Knoten tastet sich anders und ist für die meisten gut vom Brustdrüsengewebe unterscheidbar.
- Frauen, die noch eine Regel haben, sollten die Brust nur nach der Regel untersuchen, vor der Regel können sogenannte mastopathische, also gutartige Veränderungen ein bedrohlich wirkendes Ausmaß annehmen, aber sie verschwinden mit Einsetzen der Regel.
- Achten Sie darüber hinaus auf aus den Brustwarzen austretendes Sekret und prüfen Sie mit leichtem Druck, ob Sie das provozieren können. Eine kleine Menge leicht milchiger Flüssigkeit kann bei Frauen, die gestillt haben, auch noch nach Jahrzehnten auftreten.
- Wenn Sie unsicher sind, können Sie jederzeit Ihre Frauenärztin aufsuchen und ihr die Besorgnis auslösenden Veränderungen zeigen. Ihre Ärztin kann Sie dann beruhigen, und so können Sie mit der Zeit ein gutes Gefühl für die Beschaffenheit Ihres eigenen Gewebes entwickeln.

## Andere Krebsarten

*keine Risikoerhöhung durch die Wechseljahre*

Auch für die anderen Krebsarten des weiblichen Geschlechts, die insgesamt deutlich seltener sind, gibt es keine Risikoerhöhung durch die Wechseljahre, allerdings eine altersabhängige Zunahme besonders beim Gebärmutterhalskrebs. Diesen möglichst früh zu erkennen oder gar behandelbare Vorstufen zu entdecken, ist Bestandteil der jährlichen Krebsvorsorge, die jeder Frau ab 20 zur Verfügung steht und wahrgenommen werden sollte, auch wenn die gesetzlichen Bestimmungen dafür sich seit 2020 geändert haben und das Vorgehen etwas kompliziert geworden ist.

*Darmkrebs*

Eine weitere wichtige Vorsorgeuntersuchung ist die auf Darmkrebs, die zweithäufigste Krebserkrankung bei Frauen und Männern. Diese steht ab dem 50. Lebensjahr zur Verfügung, entweder durch einen Stuhltest, den Sie auch bei Ihrer Frauenärztin erhalten können, oder ab 55 durch eine Darmspiegelung, die zwar keine besonders angenehme Untersuchung ist, dafür aber eine hohe Aussagekraft hat und insbesondere auch für die nächsten fünf bis zehn Jahre Sicherheit gewährleistet.

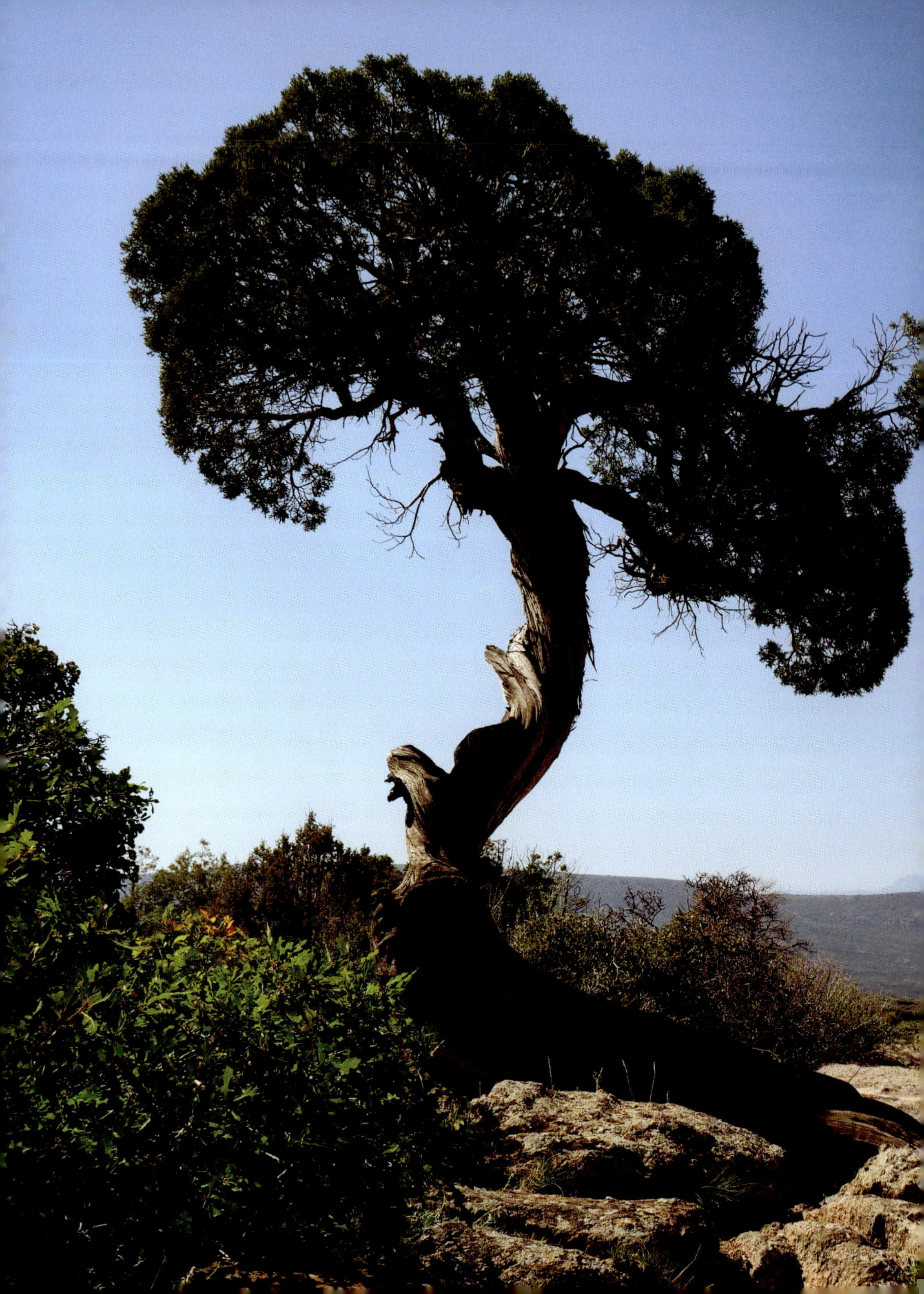

# Allgemeine Maßnahmen – Was kann ich tun?

***Wer ständig glücklich sein möchte, muss sich oft verändern.***

*Konfuzius*

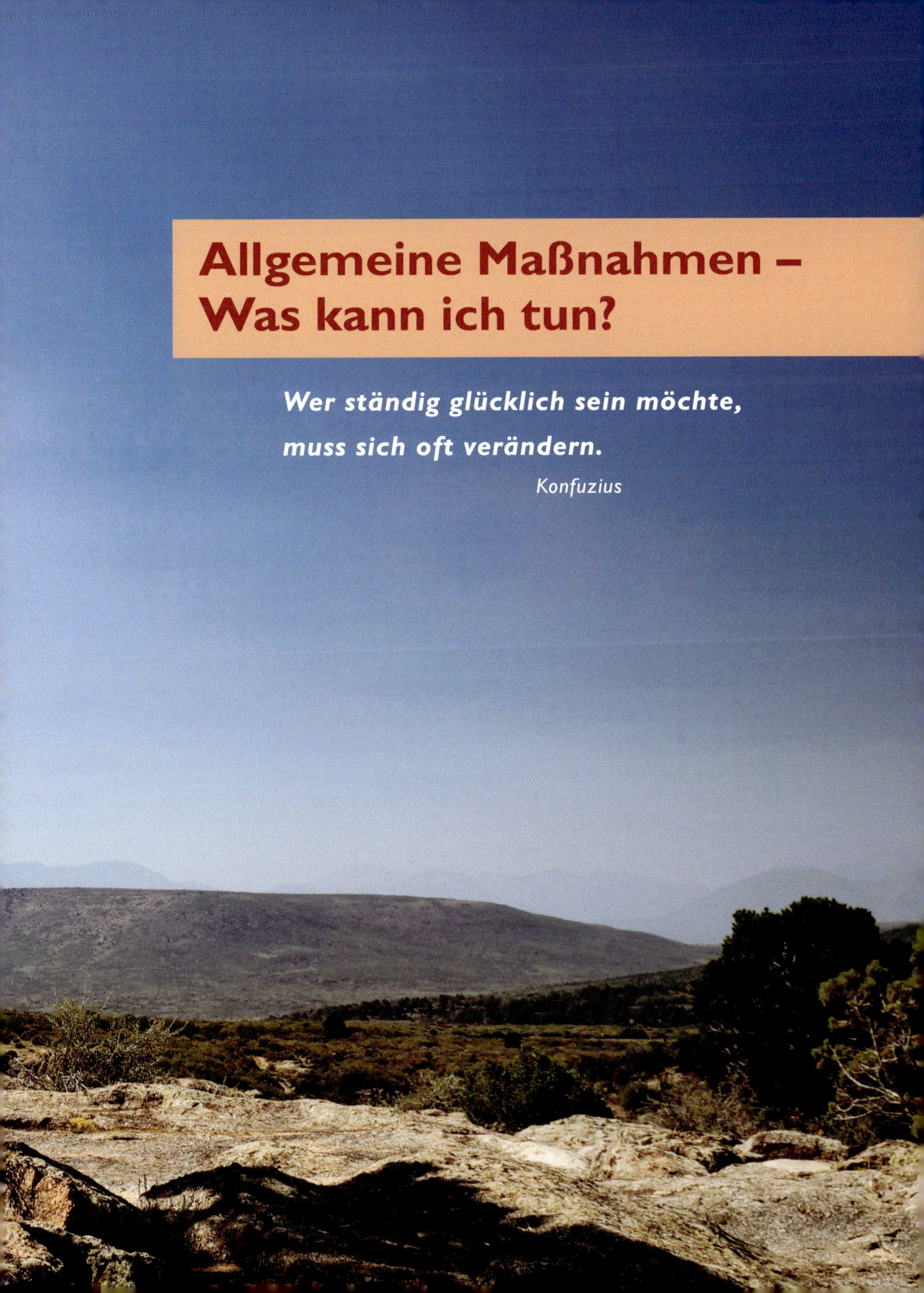

*natürliche Veränderung des Körpers*

Wechseljahre an sich sind kein behandlungsbedürftiger Zustand, sondern eine natürliche Veränderung des Körpers, die mit biologischer Gesetzmäßigkeit erfolgt. Im engeren Sinne treten Beschwerden nur bei zwei Dritteln aller Frauen auf, davon nur bei der Hälfte in so schwerer Form, dass sie einer Behandlung bedürfen. Es gibt auch viele Frauen, die aus einem regelmäßigen Zyklus heraus einfach keine Blutung mehr haben und wenig bis keine subjektiven Einschränkungen spüren.

Wie aus dem oben Ausgeführten deutlich wird, können die Wechseljahre aber in jedem Fall ein Anlass sein, das eigene Leben auf den Prüfstand zu stellen, sorgsamer mit sich umzugehen und veränderungswürdige Dinge zu verwandeln.

***Die Frage, die in der Medizin*** immer wichtig, bei der Behandlung von Wechseljahresbeschwerden aber insbesondere zu klären ist, lautet:

- Was genau möchte ich behandeln, worunter leide ich am meisten, und mit welchen Veränderungen kann ich mich arrangieren?

***Eine weitere Frage*** betrifft die Ebene, auf der ich das Problem angehen will:

- Möchte ich die seelischen Ursachen transformieren und so zu einer wirklichen Heilung kommen oder möchte ich die lästigen Symptome einfach nicht mehr in meinem Leben haben?
- Und was bin ich bereit dafür zu tun, möchte ich mich selber um meine Gesundung kümmern und das Heft in die Hand nehmen oder bin ich es zufrieden, wenn es jemand für mich tut?

*auch vorläufige Antworten möglich*

Die Antworten auf diese Fragen dürfen auch zunächst vorläufig gefunden werden und sich jederzeit ändern mit den Belastungen und Anforderungen des Lebens. Es gibt keinen Grund, ein schlechtes Gewissen zu haben, wenn man in jungen Jahren vollmundig verkündet hat, Wechseljahre seien eine Erfindung der Pharmaindustrie, und nun merkt, dass es ohne Hormone für eine Zeit lang nicht geht. Wenn Sie das Glück haben, eine einfühlsame und wertschätzende Begleitung durch Ihre Frauen- oder Hausärztin zu haben, ist dies natürlich viel einfacher.

Eine große Herausforderung ist es sicher, in der Fülle der Anregungen und Aufgaben das Richtige und Gute für die eigene Situation zu finden. Ein Bild mag hier hilfreich sein: Betrachten Sie diesen Ratgeber als ein reich gedecktes Buffet, das vieles mehr enthält, als Sie essen können, und schon gar nicht mögen Sie alles gleichzeitig essen. Wählen Sie das für Sie in diesem Moment Passende aus und vertrauen Sie darauf, dass es das Richtige für den Moment ist. Wenn es Ihnen nicht zusagt, dann versuchen Sie einfach etwas anderes und beachten dabei bitte, dass man manchen ungewohnten Dingen auch erst mal eine Chance geben muss.

*das Passende auswählen*

Eine meiner besten Freundinnen ist Italienerin und hat klare Vorstellungen davon, in welcher Reihenfolge ein Menü genossen werden sollte, eine Abweichung ist für sie unvorstellbar. Ich denke, in diesem Fall dürfen wir großzügig mit uns sein und auch einmal den Nachtisch vor der Hauptspeise essen und dazwischen die Vorspeise.

Aus meiner mehr als 25-jährigen Erfahrung in der ärztlichen Begleitung von Frauen mit Wechseljahresbeschwerden und nunmehr auch aus vielen entsprechenden Erfahrungen im persönlichen Umfeld kann ich sagen – was ich auch vorher schon vermutet hätte –, dass diejenigen Frauen am besten mit den Wechseljahren klarkommen und, wenn man so sagen darf, auch am meisten davon profitieren, die sie aktiv als Aufgabe ansehen und sich ihnen mit einer gewissen Freude und auch Neugier, auf das, was dahinter verborgen liegt, stellen.

*Wechseljahre als Aufgabe*

***In West- und Mitteleuropa*** und hier auch gerade in Deutschland gibt es sehr viele Menschen, die alles richtig machen wollen und sehr entschlossen sind, gewissenhaft an sich zu arbeiten. Ein klarer Wille und Entschlossenheit sind natürlich absolut notwendig, dennoch darf eine gewisse Leichtigkeit nicht fehlen. Der Weg zu sich selber darf Freude machen, vielleicht nicht in jedem Moment, aber ganz grundsätzlich, und mit einer Portion Lebensleichtigkeit geht es viel besser. Also seien Sie bitte nicht zu streng mit sich!

## Ernährungsempfehlungen

Die Bedeutung von gesunder Ernährung und einem guten Stoffwechsel kann heute nicht hoch genug eingeschätzt werden. Trotz der Zunahme unserer Kenntnisse über dieses Thema ernähren sich die meisten Menschen heute eher nicht vorteilhaft. Und obwohl hochwertige Lebensmittel in unserer Industriegesellschaft in ausreichender Menge – ja sogar im Überfluss – verfüg-

*Zunahme an Kenntnissen*

bar sind und obwohl das Wissen um die Grundregeln einer gesunden Ernährung auch in der Bevölkerung so groß ist wie nie zuvor, nehmen ernährungsbedingte Störungen (Übergewicht) und Folgeerkrankungen (Hypertonie und Diabetes mellitus) stetig zu.

*ernährungsbedingte Krankheiten nehmen zu*

Zwar antworten auf Befragen bis zu 80 Prozent der Bevölkerung, auf Gesundheit, eine gesunde Ernährung und körperliche Fitness zu achten, die Realität aber entlarvt solche Befragungsergebnisse als krasse Fehleinschätzungen des eigenen Verhaltens.[17] In Deutschland sind rund zwei Drittel (67 Prozent) der Männer und die Hälfte (53 Prozent) der Frauen übergewichtig (BMI $\geq 25\ kg/m^2$). Ein Viertel der Erwachsenen ist stark übergewichtig (adipös; BMI $\geq 30\ kg/m^2$), das sind 23 Prozent der Männer und 24 Prozent der Frauen.[18] Zudem ist es schwierig geworden, bei hochindustrialisierter Fertigung nahrhafte Lebensmittel zu finden. Allen positiven Meldungen über »fröhliche Dicke« zum Trotz zieht Übergewicht eine Reihe von gesundheitlichen Problemen und Risiken nach sich, und auch die seelische Situation ist oft eher schwierig.

*Übergewicht*

Die heutigen Empfehlungen zu einer gesunden Ernährung lassen sich all den vielen verwirrenden Diäthinweisen zum Trotz in wenigen Worten zusammenfassen.

***Langzeitig sinnvoll*** und nachhaltig ist nur eine dauerhafte Ernährungsumstellung hin zu gesundem Essen:

- Basis ist eine Ernährung mit Reduktion der einfachen Kohlenhydrate (Industriezucker und Alkohol),
- stattdessen mit Verwendung von Vollkorngetreide und einer Fülle an Pflanzenstoffen (Gemüse, Salat, Früchte, Nüsse) und guten Pflanzenölen.
- Tierische Produkte, einschließlich Milch und Joghurt, sollten nur in Maßen verzehrt werden, da sie heutzutage zu viele Hormone und Wachstumsfaktoren enthalten.
- Insgesamt ist eine möglichst naturbelassene Auswahl von Nahrungsmitteln sinnvoll, Fertiggerichte sind so weit wie möglich zu meiden.
- Idealerweise sind Produkte aus biologisch-dynamischem Anbau zu verwenden.

*vegetarische Ernährung*

Viele Studien haben gezeigt, dass eine eher *vegetarisch orientierte Ernährung* gesünder ist, nicht nur für die einzelne Frau, sondern auch für den gesamten Planeten, verschlingt doch die Produktion von tierischem Eiweiß durch den

Anbau von Tierfutter und andere Faktoren ein Vielfaches der Ressourcen, die für pflanzliches Eiweiß notwendig sind. Spezielle Kostformen wie *vegane Ernährung* sind eher Geschmacks- und Ansichtssache, hier muss jedoch auf eine ausreichende Zufuhr aller wichtigen Nährstoffe geachtet werden.

vegane Ernährung

Sogenannte *Isoflavone*, die eine gewisse Östrogenwirkung haben, befinden sich in Sojaprodukten, Leinsamen, Knoblauch, Trockenfrüchten, Sesam und Kreuzblütengewächsen. Östrogenhaltige Nahrungsmittel im Übermaß genossen können im Einzelfall auch eine östrogenartige Wirkung haben und das Myomwachstum fördern, was gerade in Zeiten der relativen Östrogendominanz nicht hilfreich ist.

Gesunde *ungesättigte Fettsäuren*, vor allem Omega-3, finden sich zum Beispiel in Nüssen, Lein-Öl oder Fisch.

Gerade Vegetarierinnen und noch mehr Veganerinnen sollten auf eine ausreichende *Vitamin-B*-Zufuhr achten. Diese sind in tierischen Lebensmitteln, vor allem aber auch in Vollkornprodukten und grünem Gemüse enthalten.

*Koffein, Alkohol* und *industriell verarbeitete Zucker* – und damit viele der in der heutigen Ernährung enthaltenen Nahrungsmittel – lassen den Cortisolspiegel ansteigen.

Bedeutung des Lichtäthers

Aus der anthroposophischen Sichtweise auf die Ernährung muss die Bedeutung des *Lichtäthers* erwähnt werden, der eine bestimmte Art von Vitalität bereitstellt, derer wir in den Wechseljahren besonders bedürfen. Pflanzen mit einem hohen Lichtätheranteil tragen gespeichertes Licht und auch Wärme in sich und zeichnen sich durch ihre Farbe und ihre gestaltete Form aus. Zu ihnen gehört die *Möhre*, die als Wurzel die Besonderheit hat, leuchtend orange zu sein, und auch die sogenannte *Lichtwurzel (Dioscorea batata)*, die aus der Familie der Yamswurzeln stammt, deren Inhaltsstoffe als natürliches Progesteron bezeichnet werden und tatsächlich auch chemisch verarbeitet als Grundstoff für bioidentisches Progesteron dienen.

## Fasten

reinigende Wirkung

Ein guter Weg, mit einer Ernährungsumstellung zu beginnen, kann eine Fastenzeit von zum Beispiel einer Woche sein. Dies gibt dem Körper die Möglichkeit, sich zu reinigen, und stärkt die Entschlussfähigkeit. Man könnte es als einen »Druck auf die Reset-Taste« bezeichnen, danach wird das ganze System »neu gestartet«.

Sie sollten vorher kurz mit Ihrer Ärztin klären, ob es gesundheitliche Einschränkungen gibt. Für Frauen, die sich das Fasten nicht alleine zutrauen, gibt es zahlreiche Kurs-Angebote, oft kombiniert mit Meditation, Yoga oder Wandern. Wer einmal die Klarheit und das Zu-sich-Kommen durch den bewussten Verzicht auf Nahrung erlebt hat, kann nachempfinden, warum Fastenzeiten in so vielen Religionen Bestandteil eines Schulungs- und Übungsweges sind.

*Kurs-Angebote*

Auch Intervallfasten in seinen verschiedenen Formen hat sich in den letzten Jahren als ein guter Weg zu gesunder, maßvoller Ernährung herausgestellt.

## Trinken

*wichtig für Stoffwechsel und Durchblutung*

Für einen gesunden Stoffwechsel und eine gesunde Durchblutung ist naheliegenderweise ausreichend Flüssigkeit notwendig. Auch Haut, Haare und Gehirn sowie die Verdauung sind auf genügend Flüssigkeit angewiesen. Wer schon mal eine Gruppe dehydrierter Bergwanderer gesehen hat, die schlagartig um fünfzehn Jahre gealtert aussehen, weiß um die belebende und verjüngende Wirkung von ausreichend Flüssigkeit.

***Die empfohlene Trinkmenge*** beträgt 1,5 bis 2 Liter pro Tag und besteht idealerweise aus Wasser oder Kräutertees.

Auch bei Blasenproblemen sind Wasser und Kräutertees eine Säule der Heilung. Viele Frauen berichten – und so wird es auch von Ernährungsexperten angegeben –, dass ein Glas lauwarmes Wasser am Morgen den Körper so richtig in Schwung bringt und gut auf den Tag vorbereitet.

Unsere Lebenskräfte sind ein Stück weit in unserem Flüssigkeitshaushalt beheimatet, sodass man grob vereinfacht sagen kann, dass ein Flüssigkeitsmangel auch einen Mangel an Lebenskräften im Körper nach sich ziehen kann.

## Vitamin D

Trotz seines Namens ist Vitamin D kein echtes Vitamin, sondern eher als Hormon zu bezeichnen, da es nicht von außen zugeführt werden muss, sondern vom Körper selber gebildet werden kann. Diese körpereigene Bildung ist jedoch nur unter Lichteinwirkung möglich.

*körpereigene Bildung*

Ob bei Myomen oder der Neigung zu depressiven Verstimmungen, ein ausgeglichener Vitamin-D-Spiegel ist für viele körperliche Prozesse wichtig und wird seit vielen Jahren in seiner Bedeutung für verschiedenste Krankheiten heiß diskutiert.

*für viele körperliche Prozesse wichtig*

***Sie sollten auf jeden Fall*** Ihren Vitamin-D-Spiegel bestimmen lassen (auch wenn dies die Krankenkassen leider nicht immer übernehmen) und dafür sorgen, dass er sich im optimalen Bereich befindet, also zwischen 40 und 70 ng/ml Serum.

Das Beste für den Vitamin-D-Spiegel ist natürliches Vitamin D, das der Körper unter Lichteinfluss selber bildet. Das heißt, die schönste Empfehlung in diesem Zusammenhang lautet, unter dem blauen Mittagshimmel spazieren zu gehen oder sich anders in der Natur zu bewegen, das regt gleichzeitig auch die Sinne an. Gerade in den lichtarmen Wintermonaten ist es wichtig, über die Mittagszeit an die frische Luft zu gehen. Sollte dies nicht möglich sein, gibt es eine Reihe von Vitamin-D-Präparaten unterschiedlichster Dosierung.

*Bildung unter Lichteinfluss*

Vitamin-D-reiche Lebensmittel sind unter anderem Hering, Lachs und Aal sowie Steinpilze, Pfifferlinge und Champignons.

## Gluten

Da auch die Stoffwechseltätigkeit sich oft verändert und der Darmtrakt empfindlicher auf Störungen reagiert als vorher, können Blähungen und das Gefühl, schlechter verdauen zu können, das Leben unangenehm machen, sodass es lohnend sein kann, auch hier die Ernährung anzupassen.

Eine echte Glutenunverträglichkeit ist heute selten. Die Zahl der Menschen, die eine erhöhte Glutensensitivität aufweisen, nimmt jedoch wohl zu. Deshalb läuft die diesbezügliche Forschungstätigkeit auf Hochtouren. Laut der National Foundation for Celiac Awareness sind etwa 6 Prozent der Weltbevölkerung betroffen, und innerhalb der letzten Jahre stieg die Zahl der Menschen mit Glutensensitivität (Nicht-Zöliakie-Gluten-Sensitivität) um 250 Prozent an.[19]

*echte Unverträglichkeit ist selten*

Ob es nun tatsächlich das Gluten ist, das die Probleme verursacht, oder andere Zusatzstoffe in unseren hochgezüchteten Getreiden oder gar die auf Hochleistung getrimmte Zubereitungsart, in der das Getreide keine Zeit mehr zum Ruhen hat, ist heute Gegenstand der Diskussion.

***Wenn Sie das Gefühl haben,*** Brot und Getreide vor allem aus Weizen schlecht zu vertragen, dann sollten Sie eine Zeit lang ganz darauf verzichten und anschließend mit einer schrittweisen Wiedereinführung einfach schauen, was Ihnen guttut. In Fertigprodukten ohne Gluten stecken allerding leider oft höhere Mengen an Zucker und Fett als in vergleichbaren herkömmlichen Produkten. Eine Umstellung auf biologisch-dynamisch angebauten Weizen kann oftmals schon ausreichen.

## Unser Mikrobiom

*Darmbakterien und Stoffwechsel*

Eine Ursache für viele Veränderungen des Stoffwechsels liegt in der Zusammensetzung unserer Darmbakterien, dem sogenannten Mikrobiom. In den letzten Jahren gab es eine Fülle von Studien und Erkenntnissen zu dem Thema, wie die Zusammensetzung unserer Darmbakterien unsere Gesundheit, unseren Hirnstoffwechsel und unser ganzes Sein bestimmt. Die Forschung hierzu ist längst nicht abgeschlossen.

Durch die Veränderung der Hormonspiegel ändert sich auch das Mikrobiom, der Darm wird insgesamt durchlässiger und eher anfällig für Entzündungen, womit auch die zunehmende Neigung zu Sklerose (brüchiger werdenden Gefäßwänden), Schlaganfällen und Thrombosen in gewisser Weise zusammenhängt.

***Schlecht für das Mikrobiom*** sind Zucker, insbesondere Einfachzucker, und Weißmehl. Besonders gut wirken sich sauer vergorene Lebensmittel aus wie Joghurt, Sauerkraut, Kimchi, Kombucha oder Kanne Brottrunk®. Außerdem fördert eine faser- und ballaststoffreiche Diät die Vielfalt unserer Bakterienflora.

*Pro- und Präbiotika*

Inwieweit die Einnahme von Pro- und Präbiotika sinnvoll und nachhaltig sein kann, ist derzeit Gegenstand zahlreicher Studien. Es wird aber angenommen, dass eine langfristige Ernährungsumstellung einen besseren Einfluss ausübt.

## Gewürze

*heilmittelähnliche Wirkung*

Gewürze tragen nicht nur zum Geruch und Geschmack unserer Nahrungsmittel in entscheidender Weise bei, sondern entfalten ihrerseits eine heilmittelähnliche Wirkung und werden so auch seit Hunderten von Jahren in allen Kulturen genutzt. Scharfe Gewürze im Orient, um unerwünschte Bakterien zu vernichten, Kümmel zu Kohlgerichten, um Blähungen zu vermeiden, Basilikum mit seiner leicht östrogenartigen Wirkung zur Steigerung der Fruchtbarkeit, Curcuma mit seinen vielen Wirkungen als ideales Gewürz der Wechseljahre – die Palette ist endlos und auch in entsprechender Literatur dargestellt. Es lohnt sich, dem Thema nachzugehen. Besonders intensiv beschäftigt sich die ayurvedische Ernährungslehre damit. Eine ausführliche Darstellung würde leider den Rahmen dieses Buches sprengen.

*vielfältige Wirkungen*

***Unser Salzkonsum*** ist in der Regel zu hoch. Dadurch werden nicht nur Herz-Kreislauf-Erkrankungen gefördert, sondern auch die Gewichtszunahme.

## Alkohol

Ein grundsätzliches Verhältnis zum Alkohol muss jeder Mensch für sich selber finden. Neben den bekannten Problemen sind für Frauen in den Wechseljahren drei Aspekte zusätzlich wichtig:

*drei spezielle Aspekte*

- Alkohol kann durch seine gefäßerweiternde Wirkung sowohl akute Hitzewallungen als auch die Anfälligkeit dafür verstärken.
- Alkohol hat als Nahrungsmittel einen hohen glykämischen Index und führt zu stärkerer Gewichtszunahme.
- Alkohol kann zwar zunächst beim Einschlafen helfen, führt aber in der Folge zu einem unruhigeren, schlechteren und damit weniger erholsamen Schlaf.

## Rauchen

Raucherinnen kommen im Schnitt drei Jahre früher in die Wechseljahre.[20] Das liegt daran, dass Nikotin die Östrogenbildung hemmt. Außerdem verstärkt das Rauchen einige Symptome der Wechseljahre um ein Vielfaches. Im Vergleich zu Frauen, die nie geraucht hatten, vergrößert sich die Wahrscheinlichkeit von Hitzewallungen bei Raucherinnen auf das Vierfache und bei ehemaligen Raucherinnen auf das 2,5-Fache. Bei beiden Gruppen waren auch Schweregrad und Häufigkeit dieser Symptome erhöht.[21]

*Verstärkung der Wechseljahresbeschwerden*

*Risikoerhohung durch Rauchen*

Wer während der Wechseljahre raucht, steigert damit das Risiko für Gefäßerkrankungen wie Herzinfarkt oder Schlaganfall um das Dreifache. Auch fördern die Inhaltsstoffe von Tabak den Abbau von Knochenmasse. Und das ist für die Knochen dann eine Doppelbelastung, da sich in den Wechseljahren die Osteoporose-Gefahr durch die Hormonumstellung ohnehin erhöht. Zudem altert die Haut bei Raucherinnen stärker und schneller.

Rauchen ist also in den Wechseljahren besonders schädlich und gesundheitseinschränkend. Dabei handelt es sich um einen Bereich, in dem man eine vollständige Änderung herbeiführen kann, indem man aufhört.

## Ernährung durch die Sinne

*sinnliche Ausstrahlung der Nahrung*

Bei unserer Nahrung kommt es – natürlich situativ durchaus unterschiedlich – auch ganz wesentlich nicht nur auf ihren Gehalt an Nährstoffen, sondern auch auf ihre sinnliche Ausstrahlung an. Ein schön gedeckter Tisch, liebevoll angerichtete Mahlzeiten und eine Zubereitung, die das Wesen des jeweiligen Nahrungsmittels auch optisch durchscheinen lässt, sind hier ganz wichtig.

Genauso spielen eine rhythmische Nahrungsaufnahme und ausreichende Zeit zum guten Verdauen eine große Rolle.

> ***Ich kann meine Nahrung*** mit allen Sinnen genießen, ich kann ihren Anblick in mich aufnehmen, ich kann ihren Duft erkennen und den Geschmack und die Textur der Nahrung ganz bewusst wahrnehmen. Da im Alter die Sinne schwächer werden, ist eine feinere Sinneswahrnehmung zu üben, wichtig zum Erhalt der Sensibilität. Diese Art der Nahrungsaufnahme führt dazu, dass das Sättigungsgefühl schneller einsetzt und wir weniger essen.

*achtsame Ernährung*

Umgekehrt verzehren wir mehr, wenn wir beim Essen abgelenkt sind, weil wir dann Aromen schwächer wahrnehmen. Dies kann auch zu ungeregeltem Nachsalzen führen; zu hoher Salzkonsum ist eines der häufigsten Gesundheitsprobleme und Ursache für zahlreiche Krankheiten. Nicht umsonst gibt es heute im Zeitalter der To-go- und Fertignahrungsmittel eine entgegengesetzte Bewegung des Slow Food. Damit verbunden ist eine achtsame Ernährung, die gar nicht selten zu einer bewussteren Nahrungsaufnahme und damit einem besseren Ausnutzen der Nährstoffe führt. So kann ich vor jeder Mahlzeit kurz innehalten und mich fragen: Ist es das, was ich jetzt brauche? Wie spricht mein Körper zu mir in Bezug auf dieses Nahrungsmittel? Dies vor dem Auspacken einer Tafel Schokolade oder dem Öffnen der Kühlschranktür zu tun, kann sehr heilsam sein. Ebenso hilfreich ist es, dem Verdauen der aufgenommenen Nahrung nachzuspüren.

*auskühlende Wirkung*

Meine eigene Erfahrung zum Beispiel hat mich gelehrt, dass Salat auskühlend wirken kann. Ich esse sehr gern Salat, möglichst in bunten Farben, gerne mit Blüten und Nüssen, weiß zudem, dass dies sehr gesund und nährstoffhaltig ist, aber habe eben auch erfahren müssen, dass er mich auskühlt, dass ich im Winter abends mit einem Salat nicht warm werde und anschließend unter Schlafstörungen leide, sodass ich davor oder danach eine warme Suppe brauche.

*selbst gezogene Pflanzen*

Wer das Glück hat, einen eigenen Garten oder wenigstens einen Balkon zu besitzen, kann mit der sinnlichen Wahrnehmung seiner Lebensmittel natürlich viel früher beginnen, ihr Keimen und Wachsen aufmerksam begleiten und sich so mit den Pflanzen verbinden. Eigene Tomaten mit selbst gezogenem Basilikum zu würzen, bietet ein ganz anderes Erlebnis!

## Geistig-seelische Nahrung

Ebenso wichtig wie die Aufnahme physischer Nährstoffe ist unsere seelische und geistige Ernährung.

> ***Seelisch gilt es sicher,*** das Verhältnis zu den Mitmenschen gesund zu gestalten, sich angemessen und nicht zu sehr zurückzuziehen, einen gesunden Umgang mit Menschen zu pflegen.
> Was uns geistig nährt, ist nicht die intellektuelle Auseinandersetzung mit schwierigen Themen, sondern die Beschäftigung mit Herzensthemen, die uns begeistern und innerlich erwärmen.

Beim Weg zu sich selbst tauchen häufig die Inhalte von selber auf, mit denen wir uns beschäftigen wollen, genau wie die Sehnsucht nach Achtsamkeit oder Meditation. In Deutschland gibt es hier eine Fülle von Kurs-Angeboten, die teilweise auch von Ihrer Krankenkasse getragen werden.

*Rückschau-Übung*

Eine kleine Anregung kann es sein, sich jeden Abend in Form einer *Rückschau-Übung* den vergangenen Tag vor Augen zu führen. Vereinfacht ausgedrückt, geht es darum, sich jeden Abend vor dem Schlafengehen den Tag in

*Erlebnisse des Tages betrachten*

umgekehrter Reihenfolge, also am Abend beginnend, in Erinnerung zu rufen, aber ohne die eigenen Emotionen nachzuerleben, sondern in objektiver Weise, so als ob man einen Film sehen würde.

»Am Abend vor dem Einschlafen hat man eine kurze Rückschau darüber zu halten, was man am Tage erlebt hat. Es kommt dabei nicht auf Vollständigkeit an, sondern darauf, dass man sich wirklich so richtend gegenübersteht, wie wenn man eine andere Person wäre. Man soll von sich selbst lernen. Das Leben soll immer mehr und mehr Lektion werden. Man beginnt mit dem Abend und schreitet bis zum Morgen vorwärts.«[22]

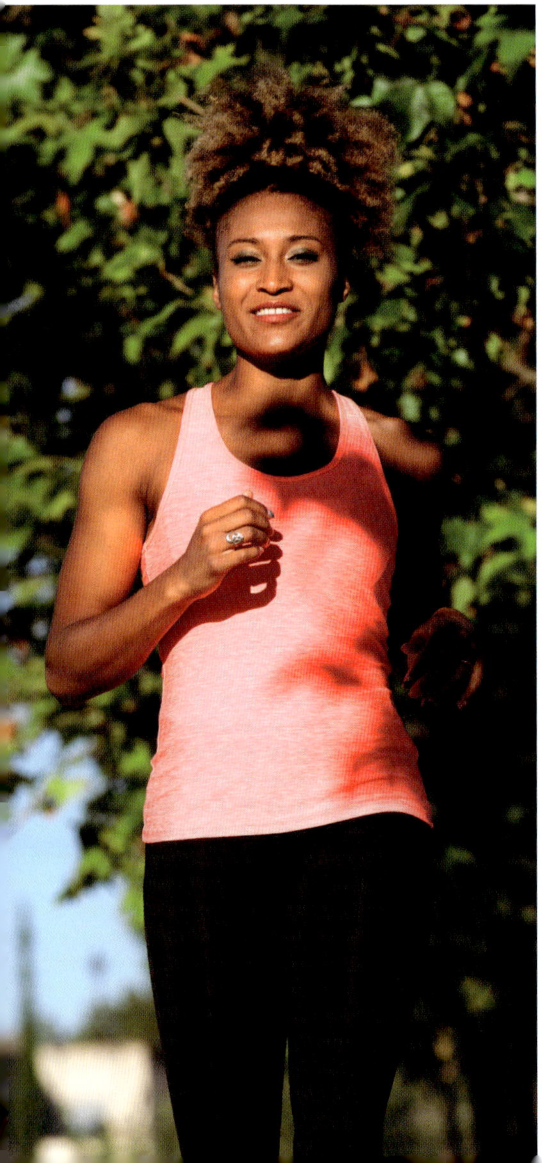

Eine andere Möglichkeit liegt in der einfachen *abendlichen Frage:* »Was war heute wesentlich für mich?« Viele große Lebensfragen können auf diese Weise aufleuchten, wenn Sie sie sich treu jeden Abend stellen.

Den *Umgang mit Kunst und Kultur* zu pflegen, ist auch eine Nahrung der Sinne, die uns dann geistig-seelisch nährt.

## Bewegung

Die reinste Form des Wahnsinns ist es,
alles beim Alten zu lassen und zu hoffen,
dass sich etwas ändert.

Albert Einstein

Bewegung ist eines der wichtigsten Anti-Aging-Medikamente überhaupt und auch und gerade in den Wechseljahren in vielen Bereichen äußerst hilfreich. Nicht nur Herz-Kreislauf-Erkrankungen und Übergewicht mit seinen Folgeerkrankungen werden deutlich verbessert, es gibt auch zahlreiche Studien, die belegen, dass regelmäßiger Sport bei mittelschweren Depressionen die gleiche Wirkung hat wie Psychopharmaka und das

Brustkrebsrisiko um 30 Prozent senkt. Nur wer sich bewegt, bleibt beweglich. Das gilt auch für den Hirnstoffwechsel, regelmäßige sportliche Bewegung ist eines der wichtigsten Mittel, um Demenz vorzubeugen. Auch regt sie das Immunsystem an. Gelenke bleiben beweglicher, Knochen stabiler.

*gesundheitsfördernde und lebensverlängernde Wirkung*

Zahlreiche Studien belegen die gesundheitsfördernde und lebensverlängernde Wirkung regelmäßiger Bewegung. So konnte eine Zwillingsstudie zeigen, dass wir biologisch etwa zehn Jahre jünger sind, wenn wir Sport treiben.[23]

Welche Art der Bewegung Sie wählen, ob Sie immer schon sportlich aktiv waren und nun einfach weitermachen oder dieses Thema neu für sich entdecken – wichtig ist, dass Sie es tun. Und am besten das, was Spaß macht.

Es gibt erstaunlich viele Frauen, die dem Joggen in freier Natur nichts abgewinnen können, aber fast alle tanzen gerne. Hier gibt es eine ganze Reihe von modernen Trendsportarten wie Zumba oder Pilates, die mit Musik den Körper in Schwung bringen.

Wenn Sie sich selber für unsportlich halten oder sich aus Erinnerung an schreckliche Schulsportzeiten nie getraut haben, Sport zu machen, ist jetzt der richtige Zeitpunkt, damit anzufangen.

Grobe Empfehlungen lauten, wenigstens dreimal in der Woche für 30 Minuten Sportarten zu treiben, bei denen Ihnen richtig warm wird. Wenn Sie unter starken Hitzewallungen leiden, kann es durchaus hilfreich sein, drei- bis viermal in der Woche durch eigene Tätigkeit ins Schwitzen zu kommen.

*Auswirkungen auf den Schlaf*

Und: Nur wer tagsüber aktiv ist, kann nachts gut schlafen. So ist regelmäßiger Ausdauersport hilfreich bei Schlafstörungen, allerdings nicht am späten Nachmittag oder Abend, da sollte unser Körper langsam zur Ruhe kommen.

Wenn Sie sich in der Natur bewegen – für mich das Schönste überhaupt –, tun Sie überdies noch einiges für Ihren Vitamin-D-Stoffwechsel.

Ein paar Tipps gegen den inneren Schweinehund oder die innere Schweinehündin: Über den Umgang damit gibt es viele gute Sprüche. »Der Weg zur Hölle ist mit vielen guten Vorsätzen gepflastert«, lautet einer, aber der folgende ist weitaus ratsamer:

*»Jede große Reise beginnt mit einem ersten Schritt.«* (Laotse)

- Das heißt, setzen Sie sich realistische Ziele. Wenn Sie nie Sport gemacht haben, wird das Vorhaben, einen Marathon binnen eines Jahres zu laufen, dazu führen, dass Sie nach wenigen Wochen entmutigt aufgeben. Schauen Sie, was Ihnen Spaß macht, wofür Sie die Zeit erübrigen können, und warten Sie nicht auf den richtigen Zeitpunkt. Ein ebenfalls sinnvoller Spruch, der mich in der frauenheilkundlichen und psychotherapeutischen Praxis seit Jahren begleitet, lautet:

*Der richtige Zeitpunkt für Veränderungen ist: jetzt.*

- Suchen Sie sich Gleichgesinnte, geteiltes Leid ist halbes Leid. Sich alleine bei mäßig gutem Wetter zum Nordic Walking zu begeben, ist viel schwerer, als wenn man eine Verabredung hat und weiß, dass die Freundin an der Straßenecke auf einen wartet.
- Sprechen Sie darüber. Je mehr Leuten Sie von Ihren Vorhaben erzählen, desto größer ist die innere Verbindlichkeit, dies auch durchzuführen.

*Etablieren einer neuen Gewohnheit*

Und nun die gute Nachricht: Schafft man es rund vier Monate lang, regelmäßig Sport zu treiben, hat sich eine Gewohnheit etabliert und man muss sich nicht mehr überwinden.

Zwei Beispiele sollen verdeutlichen, was möglich ist: Bändergymnastik am Bettpfosten, Dehnungsübungen auf der Matratze – mit über 90 Jahren zeigt die rüstige Hallenserin Johanna Quaas bei Youtube, wie man auch im hohen Alter fit und beweglich bleiben kann. Anne Lorimor erklomm als ältester Mensch aller Zeiten den fast sechs Kilometer hohen Kilimandscharo – mit stolzen 89 Jahren.

Im Folgenden sollen einige spezielle Bewegungsformen vorgestellt werden, die sich für die Zeit ab den Wechseljahren besonders eignen.

## Intervalltraining

Kurzes Intervalltraining ist moderatem Ausdauertraining in vielerlei Punkten überlegen: Die schnell kontrahierenden, kraftvollen Muskelfasern werden angeregt, also diejenigen, die sich beim Altern zuerst abbauen. Der Körper beginnt, mehr Fett zur Energiegewinnung zu nutzen. Ein sehr hilfreicher Effekt, da wir ab der Perimenopause (siehe Seite 22) in der Ruhephase des Körpers weniger Fett verbrennen als in jüngeren Jahren.

*höhere Fettverbrennung*

Die kurze, jedoch maximale Anstrengung erfordert Kohlenhydrate. Diese nimmt sich der Körper aus dem Blutkreislauf und verbraucht in Folge in Ruhephasen mehr Fett. Intervalltraining vergrößert unsere »Energie-Kraftwerke«, die Mitochondrien der Zellen, hebt die Insulinempfindlichkeit und senkt den Nüchternblutzuckerspiegel. Beides bietet den besten Schutz vor Diabetes und Herz-Kreislauf-Problemen!

## Nordic Walking

Nicht umsonst sieht man seit Jahren überall Nordic-Walking-Gruppen mit ihren Stöcken in unseren Wäldern und Wiesen. Es ist für fast jede von uns möglich und kann jedem Punkt der eigenen Fitness angepasst werden, wir können uns unter freiem Himmel bewegen, den Wechsel der Jahreszeiten erleben und die Geräusche der Natur wahrnehmen.

*für fast jede(n) möglich*

Zahlreiche Einsteigerprogramme sind darauf ausgerichtet, die Fitness langsam zu steigern. Am Anfang kann man beispielsweise dreimal 30 Minuten gehen. Nach vier Wochen kann man die Gehzeit jeden Tag um 10 Minuten erhöhen, um dann bei 60 bis 90 Minuten am Stück anzukommen. Ein- bis zweimal pro Woche ein längerer Walk von mindestens 90 Minuten ist ein gutes Ziel, aber auch weniger kann den Körper verändern.

## Yoga oder Hormonyoga

Die gesundheitsfördernde Wirkung von Yoga ist seit Jahrhunderten bekannt und in letzter Zeit gut wissenschaftlich untersucht worden. Die ganz besondere Kombination von Atem-, Dehnungs- und Kraftübungen kann nahezu allen Zivilisationserkrankungen nicht nur vorbeugen, sondern sie auch deutlich verbessern: Rücken- und Nackenschmerzen, Herz-Kreislauf-Erkrankungen, Arthrose und Arthritis, Diabetes, und sogar bei Krebserkrankungen wird Yoga eingesetzt.[24]

*kann Zivilisationskrankheiten vorbeugen*

Hormonyoga wurde speziell dafür entwickelt, Frauen möglichst beschwerdefrei durch die Wechseljahre zu helfen. Diese Yoga-Praxis ist darauf ausgelegt, unter anderem die Produktion der weiblichen Hormone Östrogen und Progesteron zu fördern und im Gegenzug die Ausschüttung des Stresshormons Cortisol zu reduzieren. Auf diese Weise kann die Hormonumstellung in den Wechseljahren erleichtert werden.

### Beckenbodengymnastik

Müttern ist die Beckenbodengymnastik aus der Zeit des Wochenbettes vertraut. Gerade Frauen, die Kinder geboren haben, oder solche mit einem weichen Bindegewebe oder Frauen, die aus anderen Gründen beginnende Probleme haben, den Urin zu halten, können hier sehr viel Gutes erreichen.

*sich eine Anleitung suchen*

Es gibt viele Anleitungen im Internet, häufig ist es jedoch besser, sich eine Gruppe zu suchen, die Beckenbodengymnastik unter Anleitung durchführt. Besonders empfehlenswert ist das *Cantienica®-Programm Tigerfeeling,*[25] das nicht mit herkömmlichem Muskeltraining, sondern mit einer Abfolge von Wahrnehmen, Anspannen und Entspannen arbeitet und so die Sensibilität für den Beckenboden und den eigenen Körper deutlich erhöht. Auch auf sexuelle Schwierigkeiten hat diese Art, den eigenen Schoßraum kennenzulernen und zu aktivieren, einen deutlich positiven Einfluss. Ein Bereich, der auf diese Weise besser durchblutet, wahrgenommen und belebt ist, kann mehr Lust empfinden.

### Heileurythmie

*Stärkung der Vitalität*

Eurythmie (aus dem Griechischen, »schöner Rhythmus«) kann man als in sichtbare Bewegung übersetzte Laute oder Töne, Sprache oder Musik beschreiben. In der Heileurythmie werden diese Bewegungen zur Stärkung der Vitalität des ganzen Menschen oder einzelner Organe genutzt, der Energiefluss des Körpers wird angeregt. Das bewusste Üben stärkt die Willenskräfte und harmonisiert die Lebenskräfte.

Je nach Art der auftretenden Beschwerden und oder Probleme können Sie mit einer Heileurythmistin Ihren eigenen Behandlungsplan erstellen (siehe auch Seite 149).

## Den eigenen Rhythmus finden

*»Rhythmus ist Leben«*

Ein gesunder, gleichmäßiger, lebendiger Rhythmus ist immer Grundlage des Lebens. Als Rudolf Steiner einmal von dem Heilmittelhersteller Rudolf Hauschka gefragt wurde: »Was ist Leben?«, soll er geantwortet haben: »Studieren Sie die Rhythmen – Rhythmus ist Leben.«

Wie in kaum einem anderen Lebensabschnitt ändern sich jedoch in den Wechseljahren die Rhythmen, die biologischen Rhythmen des Zyklus, die Schlafrhythmen und oft auch die biografischen Rhythmen, denkt man zum Beispiel an den Tagesrhythmus, der durch den Wegfall des regelmäßigen Schulbesuchs der Kinder häufig eine deutliche Veränderung erfährt.

*Änderung der Rhythmen*

***Hier gilt es neue Rhythmen zu finden,*** eigene, die dem eigenen Körper guttun. Das kann den Tagesablauf ebenso betreffen wie die regelmäßige sportliche Bewegung und vielleicht auch den Rhythmus der Mahlzeiten. Es kann aber auch im Seelischen bedeuten, ein neues Gleichgewicht zu finden zwischen dem nach außen gerichteten Für-andere-da-Sein und einem Sich-in-sich-selber-Zurückziehen.

Gerade sehr aktive Frauen, deren Tag zu 150 Prozent ausgefüllt war, haben oft Schwierigkeiten, sich an 120 Prozent oder gar 100 Prozent zu gewöhnen und sich mehr Zeit zur Ruhe und Regeneration zu gönnen. Schön ist es, wenn man hier eine sensible Selbstwahrnehmung entwickelt und das eigene Leben im Rahmen der äußeren Möglichkeiten den eigenen Bedürfnissen anpassen kann.

*sensible Selbstwahrnehmung*

## Öldispersionsbäder

Eine ebenfalls sehr sinnenfreudige Methode, die zu tiefgreifender Harmonisierung und Besserung des »Aus-dem-Tritt-Seins« führt, sind Öldispersionsbäder.

Wasser und Öl stoßen sich normalerweise ab und verbinden sich nicht. Beim Öldispersionsbad nach Werner Junge wird mittels eines speziell entwickelten Apparates das Wasser fein vernebelt und Öl angesaugt, sodass sich das Öl um die einzelnen Wassertröpfchen legt. So bildet sich eine stabile Verbindung (ohne den Einsatz von Emulgatoren), die über Stunden besteht und sich auf die Haut des Badenden wie eine Hülle legt, sodass der Körper die Substanzen über die Haut aufnehmen kann. Da das Öl durch die Verwirbelung im zuströmenden Wasser eine bis zu 2.500-fach vergrößerte Oberfläche hat, können die winzigen Öl-Wasser-Tröpfchen die natürliche Schutzbarriere der Haut passieren, sodass sie die tieferen Hautschichten erreichen und die ätherischen Wirkstoffe in die Blutbahn gelangen können.

*Verbindung von Öl und Wasser*

*Wahl des Öls*

Die Badewassertemperatur liegt in der Regel nicht über der Körpertemperatur, wodurch der Wärmeorganismus angeregt wird. Die Wahl des Öls hängt von den Beschwerden der Badenden ab.

- Weihrauch-Öl[26] (oder Gold-Weihrauch-Myrrhe-Öl) bringt Gedankenklarheit und ein Gefühl der Gelassenheit. Es beruhigt zutiefst, ist schmerzlindernd, entzündungshemmend und gemütsaufhellend.
- Bei stoffwechselbetonten Frauen (Neigung zu Übergewicht und Depressionen mit nächtlichem Schwitzen) ist Rosmarin-Öl oder Wacholder-Öl hilfreich.
- Für nervensinnesbetonte Frauen (Übererregtheit, Schlaflosigkeit, tagsüber Hitzewallungen) ist Kupfer-Lavendel-Öl oder Johanniskraut-Öl im Öldispersionsbad wunderbar geeignet.
- Bei allen Frauen in den Wechseljahren wirken mittestärkende Öle als ausgleichende Kraft unterstützend, allem voran Gold-Rosen-Öl, aber auch andere Blatt-Öle wie Basilikum oder Melisse.
- Schafgarben-Öl ist auch wunderbar hilfreich, es entspannt den Bauchraum (was bis zum Herzraum ausstrahlt) und fördert ein gelöstes und freudiges Verhältnis zum Schlaf.

*unterschiedliche Wahrnehmungen*

Wie für viele der eher sanften, den Körper anregenden, aber freilassenden therapeutischen Verfahren gilt auch hier, dass einige die Bäder lediglich als sehr angenehm empfinden, andere aber tiefgreifende körperliche und seelische Veränderungen erfahren. Die Antwort, die in solchen Zusammenhängen gegeben wird, hängt von der Qualität der Frage ab, ihrer Dringlichkeit und ihrem Zeitpunkt. Meine Empfehlung lautet daher: Probieren Sie es aus, entsprechende Adressen finden Sie im Anhang. Wenn Sie zu den Frauen gehören, die immer schon gerne baden, kann sich die Anschaffung eines Öldispersionsbadegerätes für Sie lohnen (siehe Seite 150).

## Hormonersatztherapie: Für und Wider

Die Geschichte der Hormonersatztherapie (HET oder englisch HRT, hormon replacement therapy) ist wie kaum eine andere medizinische Historie von einem extremen Auf und Ab, von Verherrlichung und Verdammung und wissenschaftlichen Schlachten geprägt.

Nach den ersten Östrogentherapien in den 60er-Jahren, die mit aus Stutenurin gewonnenen Östrogenen in hoher Dosierung zu einer Zunahme der Gebärmutterkrebserkrankungen führten, gab es Anfang der 80er-Jahre mit einer kombinierten Hormonersatztherapie aus Östrogenen und Gestagenen einen wahren Boom. Hormone wurden als ewiger Jungbrunnen und Schutz vor zahlreichen Krankheiten gefeiert und jeder Frau empfohlen, angeraten oder sogar aufgedrängt. 1998 zeigten sich in der berühmt-berüchtigten WHI-Studie (Women's Health Initiative) erste Hinweise darauf, dass Hormone dieses Jungbrunnenversprechen nicht halten können und außerdem das Risiko für Thrombosen, Schlaganfall, koronare Herzkrankheit und hormonbedingten Brustkrebs ansteigen könnte. Dies bestätigte sich 2002, sodass die Studie abgebrochen werden musste. In der Folge kam es zu unzähligen Veröffentlichungen über die Qualität und Sinnhaftigkeit dieser Studie, die Anwendung von Hormonersatztherapien brach in allen westlichen Ländern massiv ein.

*Risikoerhöhung durch Hormontherapie*

In den letzten 20 Jahren gab es eine Reihe qualitativ hochwertiger Forschungen, und es gestaltete sich nach den großen Kämpfen um die Jahrtausendwende ein weitestgehend pragmatischer Umgang mit der Hormontherapie heraus, der dadurch erleichtert wurde, dass die heutigen Empfehlungen nicht mehr nur auf aus Stutenurin oder synthetisch hergestellte Hormone setzen, sondern vermehrt auf sogenannte bioidentische Hormone (siehe Seite 77 f.). Auch die Zuführungsart hat sich gewandelt von oral (durch den Mund) verabreichten Präparaten, die im Körper erst über die Leber abgebaut werden mussten und hohe Hormondosierungen benötigten, zu über die Haut oder Schleimhäute aufgenommenen Mitteln, die wesentlich schonender sind. Zudem wird eine Hormonersatztherapie heute nicht mehr lebenslang zum Jung-Erhalten empfohlen, sondern nur zur Behandlung starker Wechseljahresbeschwerden unter dem Grundsatz »So viel wie nötig, so wenig wie möglich«. Die beschriebenen erhöhten Risiken für Thrombosen oder Schlaganfall sowie Brustkrebs bleiben weiterhin bestehen, wenn auch in geringerem Maße.

*bioidentische Hormone und schonendere Zuführung*

Es gibt Studien zu einem niedrigeren Brustkrebsrisiko unter natürlichem Progesteron im Vergleich zu synthetischen Gestagenen,[27] keinem erhöhten Schlaganfallrisiko unter niedrig dosiertem, transdermalem (über die Haut zugeführtem) Östradiol[28] und keinem erhöhten Risiko für venöse Thromboembolien unter transdermaler Östradiol-Anwendung im Vergleich zur oralen Gabe.[29] Das Brustkrebsrisiko ist nicht den »bösen Hormonen« geschuldet, sondern der verlängerten Zeit des Einwirkens, es erhöht sich auch bei Frauen, die eine frühe Menarche (erste Regelblutung) oder eine natürliche späte Menopause haben.

*Kombinationstherapie*

Ein wichtiger Grundsatz ist der, dass bei Frauen, die noch eine Gebärmutter haben, nie Östrogene alleine gegeben werden dürfen, weil dadurch das Risiko für Gebärmutterschleimhautveränderungen bis hin zu Gebärmutterkrebs ansteigt. Es muss immer ein Gestagen dazugegeben werden – einer der wenigen Fälle, in denen das Wort »muss« einen Platz hat im Zusammenhang mit den Wechseljahren.

In den letzten Jahren jedoch gibt es wieder eine Gegenbewegung gerade frauenorientierter Ärztinnen, die für eine Hormonersatztherapie mit bioidentischen Hormonen möglichst aller Frauen eintreten unter der Prämisse, die Wechseljahre und damit einhergehende Beschwerden nicht als gegeben hinnehmen zu müssen, sondern ihnen entgegentreten zu können.[30]

***Letztlich ist es*** auch hier wieder eine ganz individuelle Entscheidung, wie ich mit meinem Körper umgehen möchte und wie stark die Beschwerden mein Leben beeinträchtigen.

*individuelle Entscheidung*

So erinnere ich mich an eine Patientin, eine sehr aktive Lehrerin, die mit Ende 40, als ihre Kinder 8 und 10 waren, massive Wechseljahresbeschwerden bekam und dringend eine wirkungsvolle Therapie einforderte, um ihr mit Kindern und Beruf mehr als ausgefülltes Leben weiter so führen zu können wie bisher. Sie hörte sich freundlich meine Worte über inneres Wachstum und dessen mögliche Unterdrückung durch Hormone an und erklärte dann sehr bestimmt, dass sie das alles nachvollziehen könne, dass es für diese Überlegungen in ihrer jetzigen Lebenssituation jedoch nicht die richtige Zeit sei. Sie wolle für ihre Kinder voll und ganz da sein, die Zeit mit ihnen genießen und auch als Lehrerin das verwirklichen, was sie könne. Das sei ihr mit massiven Schweißausbrüchen und Schlafstörungen nicht möglich. Sie wollte zunächst Hormone nehmen und die Auseinandersetzung mit sich selbst erst einmal verschieben, was sie dann über mehrere Jahre mit großer Zufriedenheit tat.

*Beenden der Therapie durch »Ausschleichen«*

Zwei Anmerkungen noch: Wenn Sie eine Hormontherapie beenden, sollten Sie die Hormone über einen Zeitraum von mehreren Wochen langsam »ausschleichen«, also die Dosis schrittweise reduzieren. Andernfalls machen Sie wegen des plötzlichen Entzugs eine Art »Turbo-Wechseljahre« durch, was Ihnen wahrscheinlich nicht gut bekommt. Dieses Ausschleichen kann sich gerne über einen Zeitraum von bis zu mehreren Monaten hinziehen.

Die Kosten einer Hormonersatztherapie mit den gängigen Fertigarzneimitteln werden von den gesetzlichen Krankenkassen übernommen, selbst rezeptierte Cremes und Naturheilmittel nur von einigen ausgewählten Kassen, die sich dieser Dinge besonders annehmen.

## Bioidentische Hormone

Naturidentische, bioidentische oder natürliche Hormone werden zum Beispiel aus der Yamswurzel (oder auch Jamswurzel) hergestellt. Diese enthält den Wirkstoff Diosgenin, der in die jeweiligen Hormone umgewandelt werden kann. Die Hormone, die auf diese Weise entstehen, sind identisch mit den körpereigenen Hormonen, gleichwohl künstlich hergestellt. Die Sojabohne enthält ebenfalls eine Substanz, die zu bioidentischen Hormonen umgebaut werden kann: das Stigmasterin.

*Wirkstoff Diosgenin*

Da der menschliche Körper Diosgenin oder Stigmasterin nicht selbstständig in 17-beta-Östradiol und Progesteron modifizieren kann, erfolgt dies im Rahmen der Herstellung in verschiedenen Schritten.[31]

Bei der Behandlung von Wechseljahresbeschwerden spielen die Hormone 17-beta-Östradiol (das ist das Haupt-Östrogen, das Frauen in ihren fruchtbaren Jahren in den Eierstöcken bilden, wir erinnern uns) und Progesteron (das sogenannte Gelbkörperhormon, das bei Frauen in der zweiten Zyklushälfte gebildet wird) eine wichtige Rolle. Aufgrund seiner Funktionen bei der Schwangerschaftsvorbereitung und -erhaltung wird Progesteron auch als natürliches Gestagen bezeichnet. Neben Progesteron gibt es noch verschiedene synthetische Gestagene.

Bioidentische Hormone können in Abhängigkeit von der Art der Beschwerden und von individuellen Faktoren in drei Anwendungsformen verabreicht werden: oral in Tablettenform, transdermal (über die Haut) als Gel oder Pflaster oder vaginal als Zäpfchen oder Creme. Die Zuführung von Östradiol über die Haut hat den Vorteil, dass die Aufnahme der Hormonsubstanz den natürlichen Vorgängen in mancher Hinsicht ähnlich ist. So werden Hormondosen zugeführt, die in etwa der Menge entsprechen, die vorher von den Eierstöcken gebildet wurde. Das Östradiol gelangt direkt in den venösen Blutkreislauf, wie es auch bei der körpereigenen Hormonproduktion in den Eierstöcken geschieht. Es muss nicht den Magen-Darm-Trakt passieren und somit kommt es zu keiner erhöhten Verstoffwechselung in der Leber, wie dies

*Anwendungsformen*

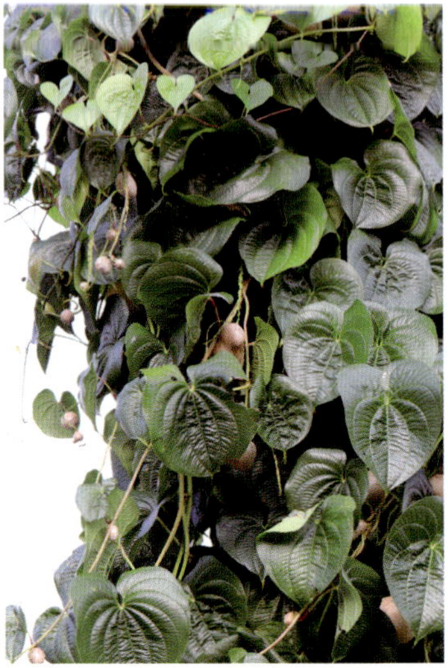

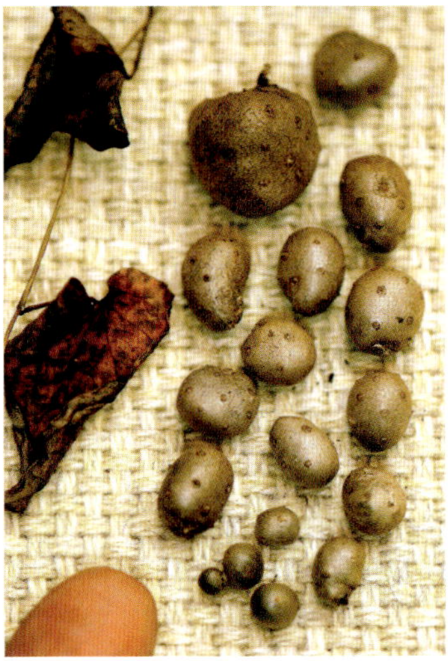

Oben: Die Wurzeln der Yamspflanze enthalten natürliches Progesteron.

Unten: Wurzelknollen, Blätter und Frucht der Yamspflanze.

bei der oralen Verabreichung der Fall ist. Die benötigten Hormondosen sind so insgesamt deutlich niedriger und belasten Leber, Galle und den übrigen Stoffwechsel mit weniger Folgen im Hinblick auf Nüchternglukose, Insulinresistenz bei Frauen mit metabolischem Syndrom und sogar mit Diabetes sowie auf den Blutdruck.

Eine Überdosierung von Östrogen lässt sich leicht an den Symptomen der Östrogendominanz erkennen: Kopf- und Brustschmerzen, Völlegefühl, vaginale Blutungen und Stimmungsschwankungen.

Zahlreiche Beobachtungsstudien weisen darauf hin, dass sich das Risiko einer Hormonersatztherapie mithilfe bioidentischer Hormone minimieren lässt.[32] Eine besondere Stellung nimmt vor allem die Kombinationstherapie mit transdermalem Östradiol und mikronisiertem Progesteron ein, die zurzeit als das risikoärmste und damit für »den Normalfall« empfohlene Vorgehen gilt.[33] Das heißt, der heutige »state of the art« ist die Therapie mit bioidentischen Hormonen.

Ob eine transdermale Anwendung von Progesteron-Cremes genauso wirksam ist, ist nach wie vor ungeklärt. Viele meiner Patientinnen berichten jedoch über gute Erfahrungen mit diesen Cremes, vor allem schätzen sie die individuelle Dosierbarkeit je nach Bedarf. Dass Cremes, die nur auf Diosgenin oder Yamswurzel beruhen (also nicht auf den extrahierten Wirkstoffen, die dann auch gut vom Körper aufgenommen werden können), auch wirksam sind, verwundert ein wenig, womöglich spielen hier andere Dinge eine Rolle als nur die einzelnen Substanzen.

Die Gefahren einer Progesteron-Überdosierung sind eher gering. So können bei massiv erhöhter Konzentration Kopfschmerzen und Schwindelgefühle auftreten.

In manchen Fällen wird eine Androgenersatztherapie erwogen; auf diese wird im Kapitel »Hormone für Frauen nach einer Eierstockentfernung« näher eingegangen (siehe Seite 80 f.).

## *Anwendungsarten*

Hormone können dauerhaft in einer festen Kombination oder abgestuft angewandt werden. Bei der sogenannten zyklischen Therapie werden die Östrogene durchgehend verabreicht, die Gestagene nur in der zweiten Zyklushälfte, also 14 Tage nach dem Beginn der Menstruation. Diese Therapie imitiert den natürlichen Zyklus und führt meist zu einer sogenannten Abbruchsblutung. Da die meisten Frauen jedoch keinen Wert auf die wiederkehrende monatliche Blutung legen, wird meist eine kontinuierliche Therapie bevorzugt, die nach einigen Anfangsschwierigkeiten mit möglichen Zwischenblutungen meist eine dauerhafte Blutungsfreiheit gewährleistet.

*zyklische oder kontinuierliche Therapie*

Wie oben bereits erwähnt (siehe Seite 76), ist bei Frauen nach Gebärmutterentfernung ein Progesteronzusatz nicht notwendig.

Wichtig zu wissen ist, dass die beruhigende Wirkung des Progesterons den Schlaf fördert, deshalb ist eine Einnahme abends zu empfehlen.

*schlaffördernde Wirkung*

Im Einzelfall kann diese schlaffördernde Eigenschaft sehr extrem ausfallen. So erzählte mir eine Patientin, sie schlafe nun immer so tief, dass man sie nicht mehr wecken könne und ihr Mann einmal nach einer Verletzung allein ins Krankenhaus fahren musste.

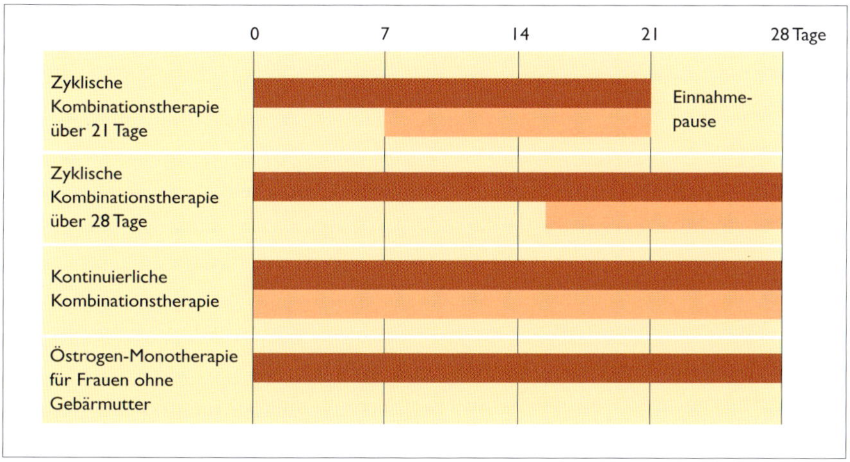


Verschiedene Formen der Hormonersatztherapie.

### Dauer der Hormonersatztherapie

*abhängig von der Dauer der Beschwerden*

Die Dauer einer Hormontherapie sollte sich nach der Dauer der Beschwerden richten, allgemeingültige Empfehlungen gibt es nicht. Viele Frauen haben ein Gespür dafür, wann sie einen Auslassversuch starten, also die Hormone langsam und schrittweise reduzieren können, andere müssen dazu angeregt werden. Da die Zeit vor der Hormoneinnahme meist körperlich und seelisch anstrengend war, ist ein zu frühes Absetzen ohne die nötige Ruhe oft nicht sinnvoll. Ich empfehle den ersten Auslassversuch nicht früher als nach einem Jahr und nicht später als nach fünf Jahren.

### Die Rimkus-Methode

Eine Besonderheit der Hormongabe stellt die sogenannte Rimkus-Methode dar. Hierbei werden anhand regelmäßig kontrollierter Hormonwerte Kapseln mit in Oliven-Öl gelösten Hormonen unter Hinzufügung von Kupfer und Zink individuell rezeptiert und eingenommen. Diese Methode ist bei einigen Frauen sehr beliebt und wird von speziell weitergebildeten Ärztinnen durchgeführt. Sie ist keine Leistung der gesetzlichen Krankenkassen.

## Hormonersatztherapie bei hormonabhängigem Brustkrebs oder erhöhtem Brustkrebsrisiko

*Nutzen und Risiko abwägen*

Auch hier gilt es eine individuelle Entscheidung zu treffen, unter sorgfältiger Abwägung von Nutzen und Risiko. In meiner Praxis sehe ich häufig, dass Frauen mit ausgeprägter Scheidentrockenheit von einer niedrig dosierten lokalen Östrioltherapie der Scheide sehr profitieren, sodass sie die fragliche ganz geringe Risikoerhöhung gerne in Kauf nehmen. Auch bei Frauen mit erhöhtem Brustkrebsrisiko ist der Nutzen einer vielleicht nur wenige Monate dauernden Hormonersatztherapie gegenüber dem Brustkrebsrisiko sorgfältig abzuwägen.

## Hormone für Frauen nach einer Eierstockentfernung

*»künstliche« Wechseljahre*

Eine Besonderheit stellen Frauen dar, die vorzeitig künstlich in die Wechseljahre versetzt wurden, zum Beispiel durch eine operative Entfernung beider

Eierstöcke. In diesem Fall sind die Wechseljahre eben nicht natürlich, und der Zeitraum einer geringen Hormonwirkung könnte im Einzelfall zu lange werden, deshalb wird hier eine Hormonersatztherapie empfohlen, meist mit höheren Dosen, besonders weil der Hormonabfall nicht wie bei natürlichen Wechseljahren allmählich, sondern abrupt erfolgt. Ähnliches gilt für Frauen mit einem verfrühten Eintreten der Wechseljahre, dem Klimakterium praecox (auch POI, prämature Ovarialinsuffizienz, genannt), bei dem die Menopause vor dem 40. (bzw. 45.) Lebensjahr liegt.

*verfrühte Wechseljahre*

Für diese Frauen wird auch immer wieder eine Ersatztherapie mit Androgenen diskutiert, da der plötzliche Hormonabfall, insbesondere nach einer Operation, auch die in den Eierstöcken gebildeten Androgene betrifft, was möglicherweise zu einem Libidoverlust führt. Das einzige in Deutschland zugelassene Präparat ist jedoch vom Markt genommen worden. Es steht eine Reihe von Rezepturen zur Verfügung, die jedoch alle dem Bereich des Off-Label-Use angehören, also von den Arzneimittelbehörden nicht zugelassen sind. Die für Männer zugelassenen Präparate sind um ein Vielfaches zu hoch dosiert und bergen auch in niedriger Dosierung die Gefahr der Vermännlichung.

Auch für Frauen mit natürlicher Menopause wird die Anwendung von Testosteron-Gels diskutiert, die kurz- und langzeitigen Nebenwirkungen sind jedoch noch unklar und vor allem ist der Nutzen umstritten, wissen wir doch, dass weibliches Verlangen von unendlich mehr als den Hormonen abhängt. Nichtsdestotrotz berichten einzelne Frauen immer wieder, dass sie sehr gute Wirkungen bei der Anwendung niedrig dosierter, selbst rezeptierter Gele erlebt haben.

*Testosteron-Gels*

Bemerkenswert ist noch, dass auch eine Gebärmutterentfernung unter Belassen der Eierstöcke zu einem zwei bis drei Jahre früheren Eintreten der Wechseljahre führt. Dies wird auf die Durchtrennung von Teilen der Blutversorgung und die anschließende Minderdurchblutung der Eierstöcke zurückgeführt und sollte Frauen, die sich zu diesem Schritt entschließen, bekannt sein.

## Fazit zur Hormonersatztherapie

Als passionierte Bergsteigerin und Wanderin ist mir hier ein Bild sehr hilfreich. Eine Wanderung oder die Besteigung eines Berges ist oft anstrengend, und es gibt meist einen Punkt, an dem es sehr hart ist – der schwere Rucksack

*Bild der »Bergwanderung«*

drückt, die Sonne sticht, der Weg scheint sich endlos hinzuziehen, und ich frage mich, warum ich mir das eigentlich antue. Jedoch weiß ich, das Gefühl, oben auf dem Gipfel zu stehen und hinunterzublicken auf den langen Weg, den ich aus eigener Kraft Meter für Meter, Schritt für Schritt zurückgelegt habe, ist unvergleichlich.

Natürlich kann ich den Berg auch mit der Seilbahn hochfahren und habe oben den gleichen Blick. Was aber habe ich nicht alles am Wegesrand gesehen, interessante Gesteinsformationen, Murmeltiere, kleine Blüten, die sich aus dem kargen Gestein an unglaublichen Stellen hervorzaubern, und hinter jeder Biegung einen neuen Ausblick. Das möchte ich nicht missen. Im Leben wird es immer mal wieder Situationen geben, in denen ich die Seilbahn nehmen muss. Dann darf ich froh sein, dass es sie gibt.

*Möglichkeiten der Naturheilkunde*

Ob Sie eine Hormontherapie wünschen oder benötigen, ist allein Ihre Entscheidung, die es im vertrauensvollen Gespräch mit Ihrer Frauenärztin zu bewegen gilt. Bevor Sie diese Entscheidung jedoch treffen müssen, sollten Sie mit einbeziehen, dass aus dem Bereich der Naturheilkunde viele andere Möglichkeiten zur Verfügung stehen, die vorher ausgeschöpft werden können.

## Pflanzliche hormonähnliche Mittel (Phytohormone)

In der Natur gibt es eine Reihe von Pflanzen mit hormonähnlichen Wirkstoffen, die zur Behandlung von Wechseljahresbeschwerden gut eingesetzt werden können.

*»chemische« und pflanzliche Mittel*

Ein paar grundsätzliche Gedanken hierzu: Die vielfach vorgenommene Trennung zwischen »bösen chemischen« und »guten pflanzlichen« Mitteln, die per se natürlich sind, ist so nicht haltbar. Sehr viele unserer sogenannten schulmedizinischen Arzneimittel wurden historisch oder werden heute noch aus Pflanzen gewonnen. Wenn ich isolierte Pflanzenauszüge zu mir nehme, führe ich dem Körper auch etwas Fremdes von außen zu. Besonders deutlich wird dies bei der Einnahme potenzieller Gifte wie etwa von Pilzen oder Digitalis. Anders kann dies bei Zubereitungen von Pflanzenteilen oder gar ganzen Pflanzen aussehen, diese enthalten eine Komposition aus vielen Stoffen, die sie zum Heilmittel macht.

Gerade bei pflanzlichen Heilmitteln kann es sehr gut sein, sich mit dem Wesen der Pflanze und dem, was sie uns »sagen« will, zu verbinden, oft moduliert sich dadurch die Wirkung. Natürlich können hier genauso möglicherweise unerwünschte Wirkungen auftreten.

Auf der anderen Seite ist es beispielsweise in der klassischen Homöopathie Usus, ein Mittel quasi für sich selber sprechen zu lassen und noch nicht einmal den Namen auf das Etikett zu schreiben, auch das kann für einige das Richtige sein. Wichtig ist, dass Sie sich die Frage stellen, ob Sie eine innere Neugierde haben und den Impuls, sich mit dem Heilmittel zu verbinden, oder ob Sie sich vertrauensvoll auf Ihre Frauenärztin, Heilpraktikerin oder Wechseljahresbegleiterin verlassen, die Ihnen etwas empfiehlt.

Ich halte gute Freundinnen für mit das Wichtigste im Leben. Allerdings habe ich in meiner Praxis immer wieder feststellen können, dass die Empfehlungen von Freundinnen für sie selber gelten und nicht unbedingt auf andere übertragbar sind. Deshalb prüfen Sie bitte gut, ob das Empfohlene für Sie passend ist.

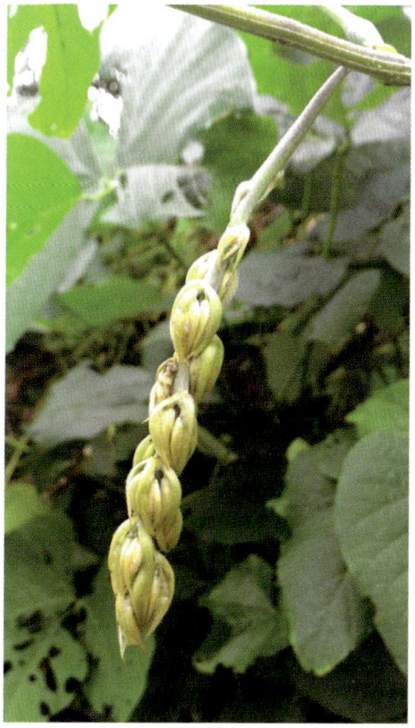

Aus diesen Blütenknospen entwickeln sich Sojabohnen.

## Isoflavone

Stoffe mit östrogenähnlicher Wirkung sind in erster Linie die sogenannten Isoflavone, die in größeren Mengen in Sojabohnen und Rotklee vorkommen. Sie haben vor allem eine gute Wirkung auf die Wärmeregulation, auf Schlafstörungen und den Knochenstoffwechsel. Die mit der Nahrung zugeführten Mengen dieser Isoflavone sind jedoch in der Regel zu gering, um eine große Wirksamkeit zu entfalten. Wer von uns trinkt schon zwei Liter Sojamilch am Tag? Deshalb gibt es eine Reihe von Nahrungsergänzungsstoffen, die teilweise aber erheblich mehr als die empfohlene Tageshöchstmenge aufweisen. Neben Soja und Rotklee enthalten auch einige Linsenarten Isoflavone.

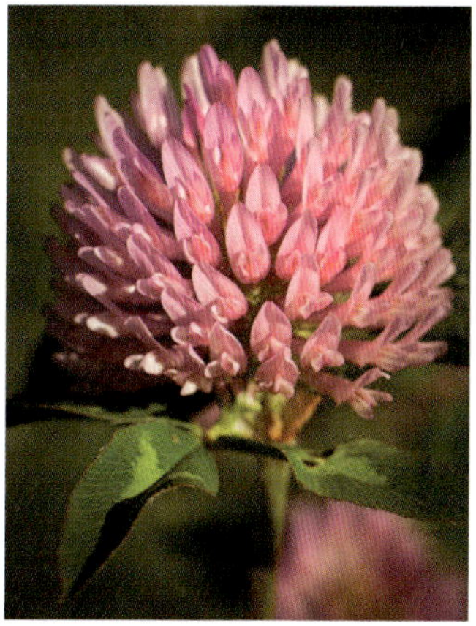

Rotklee enthält Isoflavone, die östrogenartig wirken.

## Diosgenin

*Vorläufer des Progesterons*

Die bereits erwähnte Yamswurzel (siehe Seite 77) weist mit dem Diosgenin einen Vorläufer des Progesterons auf. Da der Körper jedoch nicht in der Lage ist, Progesteron aus Diosgenin herzustellen, ist die Wirkung dieser aus Yamswurzel direkt hergestellten Präparate sehr umstritten. Ich habe jedoch einige Patientinnen, die aus diesen Zubereitungen einen großen Nutzen ziehen (siehe auch Seite 78).

## Mönchspfeffer (Agnus castus)

*jahrhundertelange Tradition*

Mönchspfeffer hat eine jahrhundertelange Tradition in der Frauenheilkunde und wurde und wird vor allem bei Störungen der Zyklusregulation eingesetzt. Seine gute Wirkung wird auf seine dopaminergen Eigenschaften zurückgeführt, das bedeutet, dass die auf den Neurotransmitter Dopamin sensiblen Rezeptoren im Gehirn stimuliert werden, wodurch die Bildung von weiblichen Geschlechtshormonen reguliert bzw. angeregt wird.

In der täglichen Praxis ist es immer wieder verblüffend zu sehen, wie gut Mönchspfeffer sowohl bei einer Zyklusverkürzung als auch bei zu langen Zyklen wirksam ist. Dadurch stellt er ein ideales Phytotherapeutikum in der Zeit der wechseljahresbedingten unregelmäßigen Blutungen dar. Gerne wird er in meiner Praxis mit einem der besten und wirksamsten Mittel in der Frauenheilkunde ergänzt, dem *Ovaria comp.* (Dosierung: 2-mal täglich 5 bis 7 Globuli; siehe auch Seite 93).

Es gibt eine Reihe von unterschiedlichen Pflanzenauszügen und Herstellern, hier kann Ausprobieren hilfreich sein. In meiner Praxis am meisten bewährt hat sich *Agnolyt®* als Tropfen oder Tabletten, aber auch die Agnus-Castus-Zubereitungen von Stada *(Agnus castus Stada®)* sind sehr gut. Die Dosierung entnehmen Sie bitte der Packungsbeilage (bzw. siehe Seite 93). Dieses Mittel ist also für die Zeit vor der letzten Regelblutung zur Harmonisierung des Zyklus da.

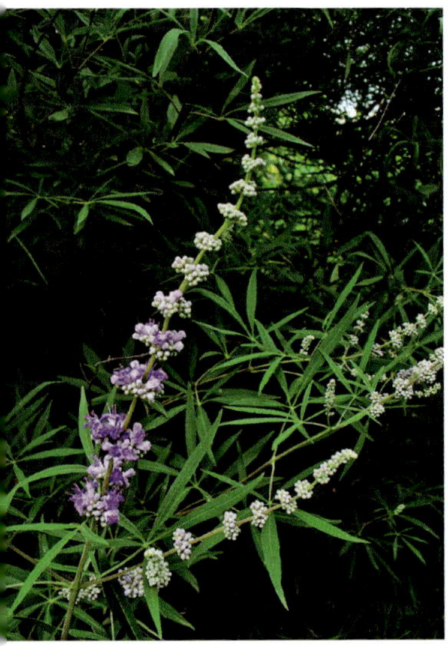

Mönchspfeffer kann einen gestörten Zyklus wieder regulieren.

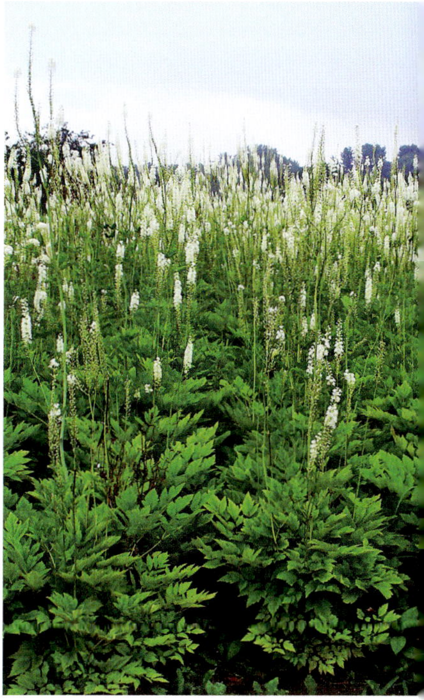

Am auffälligsten sind sicherlich die silbrig schimmernden Blüten der Traubensilberkerze. Ihre Heilwirkung steckt jedoch im Wurzelstock.

## Cimicifuga (Traubensilberkerze)

Das zweite große Pflanzenheilmittel der Frauenheilkunde ist die Traubensilberkerze, deren Wirksamkeit von der Zulassungskommission E und der WHO bestätigt und die in die Leitlinie zur Wechseljahresbehandlung aufgenommen wurde (Evidenzgrad 1b).[34] Sie ist eine der am besten untersuchten Heilpflanzen, und Studien konnten ihre gute Wirkung an den Östrogenrezeptoren im Gehirn aufzeigen, ohne dass unerwünschte Nebenwirkungen an Brust und Gebärmutter auftraten. Für ihre Wirkung auf Osteoporose gibt es ebenfalls Belege, aber noch keine gesicherte Studienlage. Insgesamt ist die Studienlage umstritten.

Nach meiner Erfahrung können Präparate aus der Traubensilberkerze bei mittelstarken Wechseljahresbeschwerden vor allem auf Hitzewallungen, Schweißausbrüche und Schlafstörungen gut wirken, wobei eine Mindestanwendungsdauer von zwei bis vier Wochen notwendig ist, um ihren Nutzen ganz beurteilen zu können. Auch bei Stimmungsschwankungen können sie sehr gut helfen.[35]

*mindestens zwei bis vier Wochen anwenden*

Obwohl der weithin sichtbare silberne traubenförmige Blütenstand das Eindrucksvollste dieser Pflanze ist, wird für die Heilmittelzubereitung der Wurzelstock verwendet. Es gibt eine Reihe standardisierter Präparate, die in Einzelfällen auch mit dem nachgewiesenermaßen antidepressiv wirkenden Johanniskraut kombiniert werden. Hier ist der Zusatz »plus« im Namen irreführend, weil er nicht eine höhere Wirksamkeit bedeutet, sondern die Kombination zweier verschiedener Wirkstoffe.

Im Einzelfall kann es sinnvoll sein, gerade bei starken nächtlichen Hitzewallungen zum Beispiel bei *Remifemin®* die in der Packungsbeilage empfohlene Dosierung von 2-mal 1 Tablette geringfügig auf 2-mal 2 Tabletten zu erhöhen, eine Überdosierung ist hierbei nicht zu befürchten.

### *Heilpflanzenporträt Cimicifuga*

Die im Englischen auch Squawroot (Frauenwurzel) genannte Traubensilberkerze gehört zur Familie der Hahnenfußgewächse. Interessanterweise steckt die Signatur hier in den weithin sichtbaren silbrig leuchtenden Blüten, die sich gleichsam aus dem Blattbereich herausheben und hier voller Schönheit für das freie, aber eben auch manchmal vom Körper gelöste, unverbundene Seelenleben stehen können.

Obwohl sie ursprünglich aus Nordamerika und Kanada kommt, ist die Pflanze auch bei uns weit verbreitet. Sie wird bis zu zwei Meter hoch und trägt große, doppelt bis dreifach gefiederte Blätter. Die kleinen silbrig-weißen Blüten der Traubensilberkerze stehen, wie der Name bereits andeutet, in langen Trauben. Sie liebt Schatten und Halbschatten und ist wegen ihrer Schönheit in vielen Staudengärten zu finden.

Zur Heilmittelherstellung wird der Wurzelstock verwendet, der nach der Blüte gewonnen und zerkleinert wird. Hier zeigt sich, dass die Wirkung sich

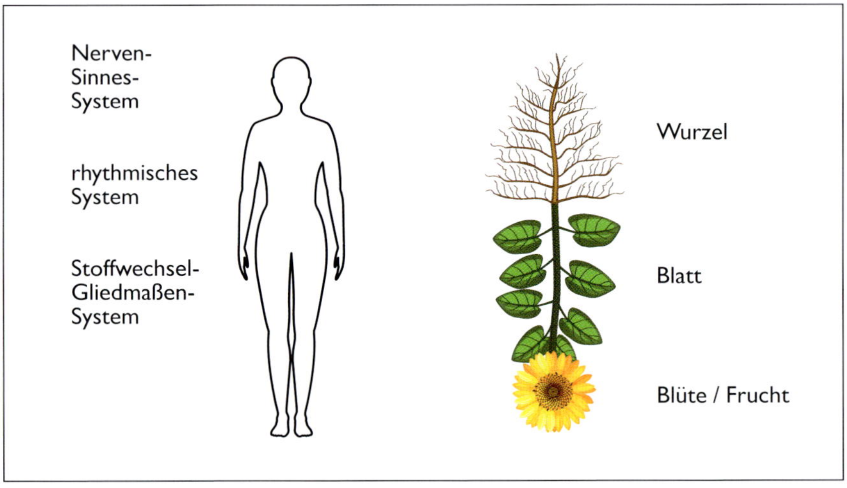


Was die Wirkung von Heilmitteln angeht, die aus pflanzlichen Substanzen hergestellt werden, kann eine Beziehung zwischen Wurzeln und Nerven-Sinnes-Bereich, Blättern und rhythmischem System sowie Blüten und Stoffwechsel-Gliedmaßen-System festgestellt werden.

eben nicht im Stoffwechselbereich abspielt, denn die wirksamen Substanzen der Traubensilberkerze sind keine Hormone. Der Mensch gleicht einer umgekehrten dreigliedrigen Pflanze, das heißt, Wurzelextrakte wirken eher im Nerven-Sinnes-Bereich, Blätter auf das rhythmische System und Blüten auf den Stoffwechsel und die Gliedmaßen.

## Rheum rhaponticum (Rhapontik-Rhabarber)

*seit Jahrhunderten bekannte Heilpflanze*

Der Rhapontik- oder auch Sibirische Rhabarber ist ebenfalls eine seit Jahrhunderten bekannte Heilpflanze, deren Beliebtheit in der Frauenheilkunde in den letzten Jahren deutlich zugenommen hat. So ist eine gute östrogenartige Wirkung auf Knochen, Herz-Kreislauf-System und urogenitale Organe bekannt sowie auf Hitzewallungen (siehe Seite 109 ff.) und die Beschaffenheit der Schleimhaut. Seit einigen Jahren steht in Deutschland ein standardisierter Fertigextrakt zur Verfügung (*femiLoges*®, Dosierung: 1-mal täglich 1 Tablette).

Verantwortlich für die Wirksamkeit des Sibirischen Rhabarbers sind die sogenannten Stilbene, insbesondere das Rhaponticin. Die östrogenartigen Eigenschaften von Rhaponticin wurden in Studien nachgewiesen. Da durch Rhaponticin nur ein Teil der Östrogenrezeptoren, die Östrogen-Beta-Rezeptoren, nicht aber die Östrogen-Alpha-Rezeptoren aktiviert werden, wird Rhaponticin auch als »selektiver Östrogenrezeptormodulator« (SERM) bezeichnet.

## Rotklee

Rotklee enthält die Isoflavone Genistein und Daidzein. Auch hier ist die Studienlage umstritten, immer wieder jedoch berichten Frauen

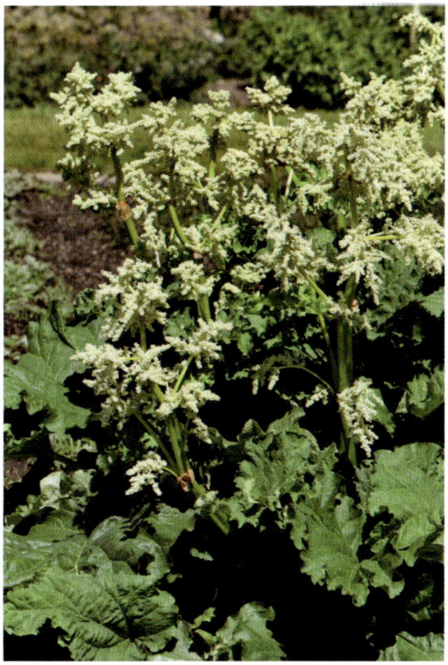

Durch seine östrogenartige Wirkung kann der Rhapontik-Rhabarber gleich bei mehreren Wechseljahresbeschwerden Abhilfe schaffen.

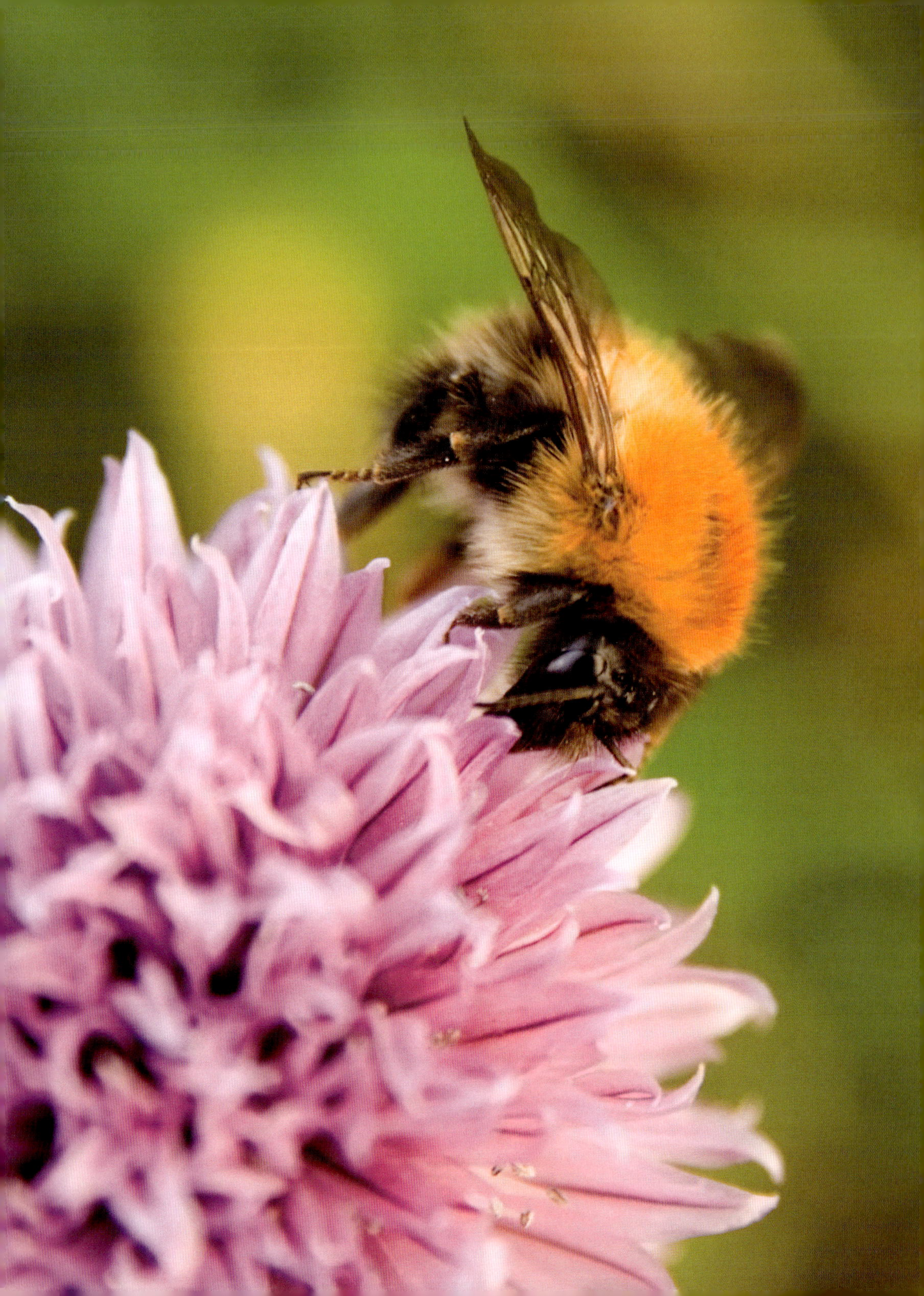

### *Heilpflanzenporträt Rheum rhaponticum*

Rhabarbergewächse sind uns aus ihrer langen Tradition als Obst für Kuchen oder Kompott vertraut, wobei die langen säuerlich schmeckenden Stiele verwendet werden. Sie kommen europaweit vor, und ihre Wurzeln werden seit jeher zur Herstellung von Heilmitteln verwendet. Die Pflanze stammt ursprünglich aus den gemäßigten Zonen Asiens. In unseren Breiten werden vor allem Rheum rhabarbarum L., die »Gemüsevariante«, oder Mischungen der beiden Arten angebaut.

Das Aussehen der über sechzig verschiedenen Arten ist recht charakteristisch: Über der Erde erscheinen kräftige, fleischige Stiele mit weit ausladenden, ebenfalls kräftigen Blättern. Die weißen Blüten treten kaum in Erscheinung. Beim Sibirischen Rhabarber können sie jedoch sehr groß werden, sodass sie den stark ausgeprägten Blattbereich überkronen. Die Wurzel ist ebenfalls stark ausgeprägt und wuchert mit ihren Rhizomen weithin vertikal. Diese Rhizome verfügen über starke Lebenskräfte und können problemlos geteilt werden.

Interessant ist, wie sehr die Blüten des Sibirischen Rhabarbers denen der Traubensilberkerze ähneln, obwohl doch bei beiden Pflanzen für die Heilmittelherstellung die Wurzel verwendet wird.

von einer guten Wirkung auf Hitzewallungen und Schweißausbrüche. Besonders sympathisch finde ich am Rotklee, dass es ein heimisches Gewächs und sein Anblick uns von Wiesen und Äckern sehr vertraut ist.

*heimisches Gewächs*

Alle hier genannten Heilpflanzen gehören zu den sogenannten Phyto-SERMs. SERM ist die Abkürzung für »selektive Östrogenrezeptormodulatoren«. Das sind Wirkstoffe, die anders als Östrogen nur einen Teil der Östrogenrezeptoren ansprechen (siehe oben). Das bedeutet aber auch, dass sie nur einen Teil der Wirkung bzw. Nebenwirkungen von Östrogen entfalten.

Die hier beschriebenen Pflanzen haben eine gute Wirkung auf das zentrale Nervensystem (zum Beispiel die Wärmeregulation), den Knochenstoffwechsel, die Vaginalschleimhaut, das Herz-Kreislauf-System und auf Hitzewallungen, dabei aber keine unerwünschten Wirkungen auf die Gebärmutterschleimhaut oder das Brustgewebe. Deshalb führen sie an beiden Organsystemen nicht zu einer Erhöhung des Krebsrisikos.

*keine Erhöhung des Krebsrisikos*

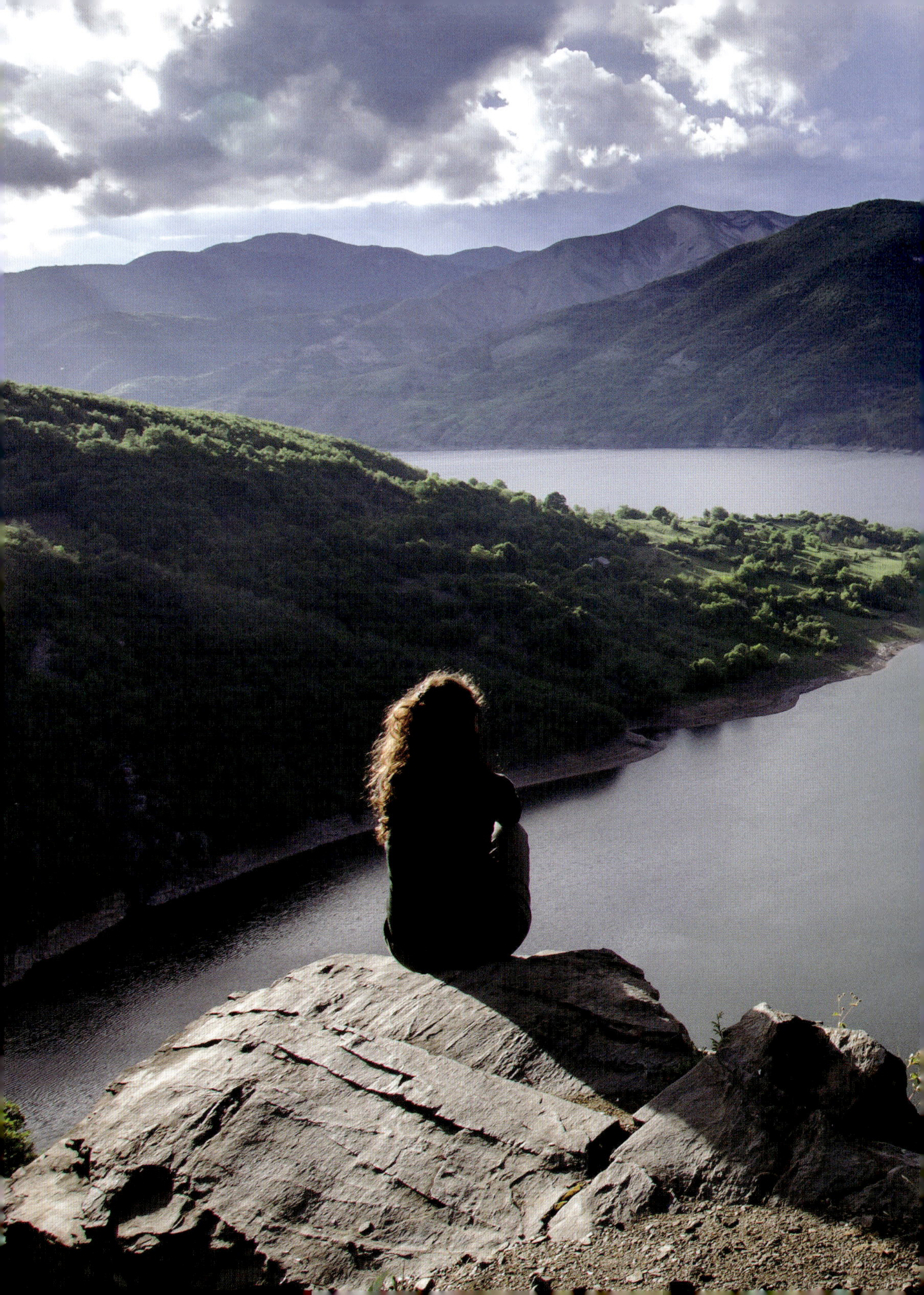

# Einzelne Beschwerden und ihre Heilungsmöglichkeiten

*Man kann den Körper nicht ohne die Seele heilen und die Seele nicht ohne den Körper.*

Griechische Weisheit

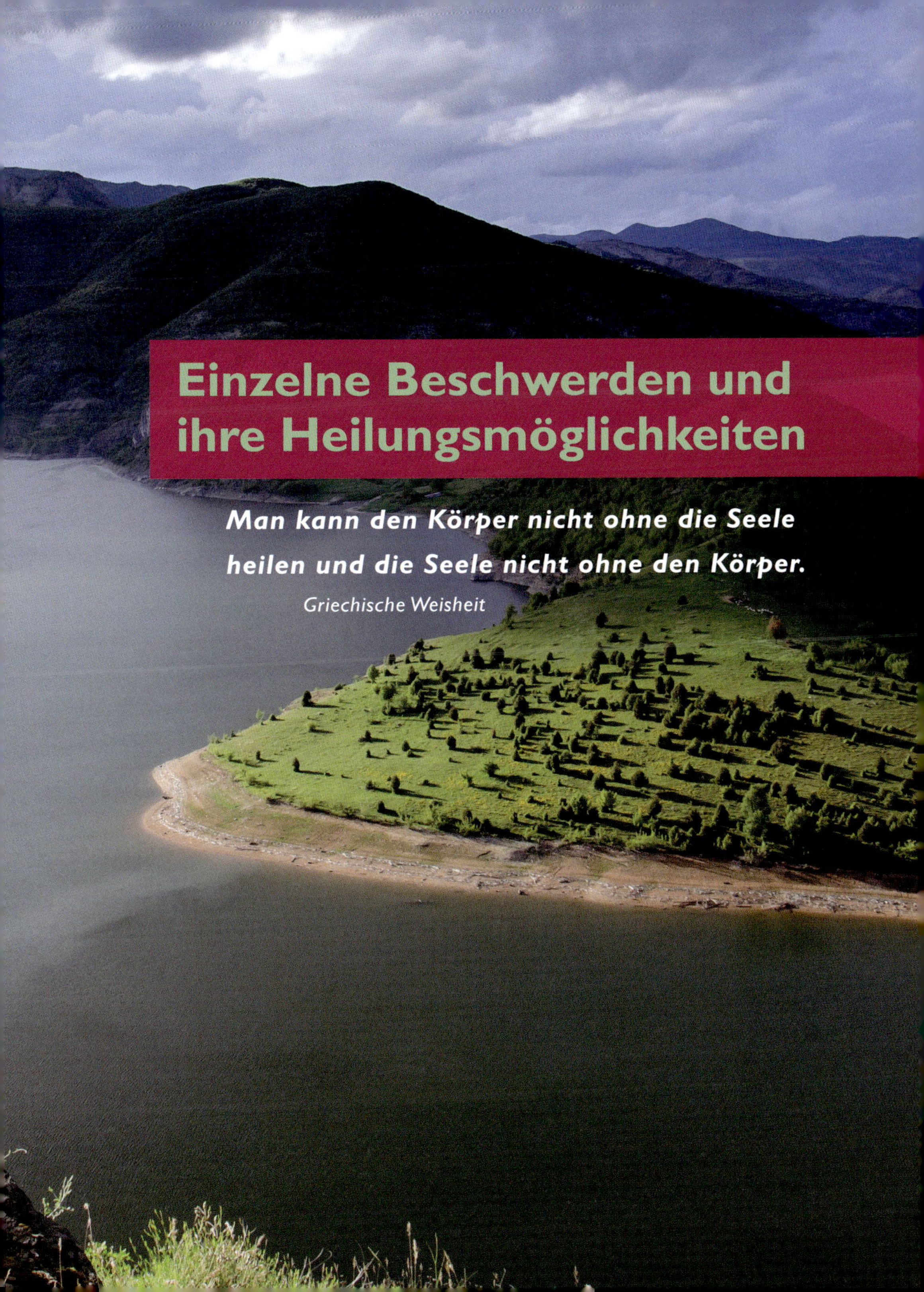

## Prämenstruelles Syndrom (PMS)

Auch die Geschichte des prämenstruellen Syndroms ist eine lange und wechselvolle. So wurde es schon von Hippokrates beschrieben, hat Eingang in Witze und Narrative über Frauen gefunden (PMS = Paula macht Stress) und wurde erst 1978 als offizielle Diagnose aufgenommen, neuerdings wird es vielerorts wieder angezweifelt.

Bis zu 90 Prozent aller Frauen kennen Veränderungen in den Tagen vor den Tagen, bei 5 Prozent gibt es schwerwiegende Einschränkungen, das sogenannte prämenstruelle dysphorische Syndrom. Die damit einhergehenden Hormonveränderung wurden schon beschrieben (siehe Seite 35 ff.). Ergänzend sei hier noch gesagt, dass das PMS familiär gehäuft auftreten kann, bei Frauen mit Missbrauchs- oder Gewalterfahrungen stärker ist und mit einer zucker-, kaffee- und alkoholreichen Ernährung assoziiert ist.

*zwei Ausprägungsformen*

Menschenkundlich-seelisch betrachtet gibt es zwei Ausprägungsformen des prämenstruellen Syndroms:

- eine, die nach außen gerichtet ist, sich in erhöhter Reizbarkeit bis hin zu Aggressivität ausdrückt und oft deutlicher von der Umgebung oder im Konflikt mit ihr wahrgenommen wird,
- und eine andere, die nach innen geht, bei der ein Rückzug von der Welt dominiert und in der alles mehr in die depressive Schwere rutscht.

Beiden gemein ist, dass der Astralleib sich nicht in gesunder Weise mit dem Stoffwechsel verbinden kann und dass die Ich-Organisation nicht stark genug ist, ihn zu führen (siehe auch Seite 37 f.).

*körperliche Symptome*

Manche Frauen haben vorwiegend körperliche Symptome wie ein Spannungsgefühl in der Brust bis hin zu Brustschmerzen, schwere Beine, Blähungen und Völlegefühl. Eine vermehrte Wassereinlagerung bis zu drei Kilo ist keine Seltenheit. Dieses PMS verstärkt sich häufig mit den beschriebenen Veränderungen ab dem 40. Lebensjahr oder tritt in den Jahren vor der Menopause erstmalig auf und wird deshalb in diesem Buch besprochen.

Therapeutisch hat es sich neben den Heilmitteln als wichtigster Maßnahme (siehe unten) und der an anderer Stelle beschriebenen Bewegungs- und Ernährungsumstellung (siehe Seite 68 ff. und 59 ff.) bewährt, die seelische Befindlichkeit ein Stück weit zu akzeptieren und loszulassen. Wer in diesen Tagen Rückzug braucht, sollte ihn sich gönnen, keine wichtigen Termine oder schwierigen Gespräche in diese Zeit legen, sofern das Leben es zulässt.

Eine erhöhte Reizbarkeit lässt sich interessanterweise durch mehr Klarheit und Grenzsetzung an den anderen Tagen reduzieren. So sind es beim genauen Anschauen häufig Situationen, die auch so an die Grenze dessen gehen, was man bereit ist zu tolerieren. Nur verschiebt sich diese Grenze dann bei einer gewissen Dünnhäutigkeit ins nicht mehr Ertragbare, dessen frau sich dann aggressiv erwehren muss.

*Klarheit und Grenzsetzung*

Ich erinnere mich, dass eine Patientin eine Zeit lang jeden Monat in diesen Tagen beschloss, sich nun endlich scheiden zu lassen, und einen Berufswechsel erwog. Ein Blick auf den Kalender lehrte sie dann, beides noch etwas aufzuschieben, und mit Einsetzen der Regel fühlten sich Mann und Beruf dann doch wieder halbwegs richtig an.

### Heilmittel

- An der Grenze zwischen Heil- und Nahrungsergänzungsmittel liegt das früher sogenannte Zyklusvitamin *Bonasanit®plus,* eine Kombination aus mehreren Pflanzenextrakten und Mineralstoffen (Passionsblume, Schisandra, Emblica, Coenzym Q10, die Vitamine A, $B_1$, $B_2$, $B_6$, $B_{12}$, C, $D_3$, $K_1$, Zink, Kupfer, Selen, Chrom und Molybdän). Wie im Kapitel über Ernährung ausgeführt (siehe Seite 59 f.), ist unsere heutige Nahrung oft einseitig und nicht so nährstoffreich, wie wünschenswert wäre, daher wundert es nicht, dass viele Frauen sehr von diesem Mittel profitieren. Man nimmt täglich 1 Kapsel zu oder nach einer Mahlzeit (vorzugsweise Frühstück oder Mittagessen) und abends eine in einem Glas Wasser aufgelöste Magnesium-Tablette.
- An Heilmitteln haben sich die andernorts beschriebenen Präparate zur Zyklusregulation und zum Ausgleich der Östrogendominanz bewährt: natürliches *Progesteron, Yamswurzel, Agnus castus* und *Ovaria comp.* (siehe Seite 77 f. und 84). Während die letzten beiden den ganzen Zyklus über genommen werden, ist es für progesteronhaltige Mittel ausreichend, sie in der zweiten Zyklushälfte am besten kurz vor Beginn der Beschwerden anzuwenden.
  Von *Agnus castus Stada®* nimmt man 1-mal täglich 1 Tablette, von *Ovaria comp.* 2-mal täglich 5 bis 7 Globuli.
- Eine speziell gute Wirkung auf das prämenstruelle Syndrom hat *Oenothera Argento culta,* ein wie alle »Cultum«-Präparate über mehrere Jahre hinweg mit Mineralstoffen, in diesem Fall Silber, gedüngter Pflanzen-

auszug. Man kann davon 1- bis 3-mal täglich 5 bis 15 Tropfen in Wasser verdünnt einnehmen.

- Weiterhin gibt es mit dem homöopathischen Komplexpräparat *Mastodynon*® ein wunderbar wirkendes Heilmittel für die schmerzenden Brüste. Nebenbei kommt es häufig auch zu einer besseren Zyklusregulation. Man nimmt davon 1-mal täglich 1 Tablette oder 10 Tropfen.
- Auch *Conium maculatum 5 % Salbe* (Weleda) lindert die Beschwerden in den Brüsten. Tragen Sie die Salbe 1- bis 2-mal täglich auf die Brüste auf, wobei nicht mehr als 1 g Salbe (das entspricht einem Salbenstrang von 4 cm Länge) verwendet werden sollte. Die Tagesmenge sollte 2,5 g (oder einen Salbenstrang von insgesamt 10 cm Länge) nicht überschreiten.
- Zur allergrößten Not können auch Hormone in Form einer isolierten Progesteron-Salbe *(Progestogel®)* verwendet werden, jedoch ist es für viele Frauen ausreichend zu wissen, dass dieses Brustspannen Teil ihrer zyklischen Veränderungen und damit völlig normal ist.
- Bei seelischen Beschwerden hilft *Bryophyllum comp.* (1- bis 3-mal täglich 5 bis 10 Globuli) oder *Bryophyllum Argento cultum* (3-mal täglich 15 Tropfen; siehe auch das Kapitel über Schlafstörungen, Seite 106), oder aber *Aurum / Apis regina comp.* (3-mal täglich 5 Globuli; siehe auch das Kapitel über Depressionen, Seite 142 f.), *Hypericum* (3-mal täglich 5 Globuli) oder *Ignatia comp.* (3-mal täglich 5 Globuli; siehe auch das Kapitel über Stimmungsschwankungen, Seite 140).
- Neben einer Ernährungsumstellung (siehe Seite 59 ff.) kann eine Stoffwechselunterstützung Gutes tun, und zwar mithilfe von *Mariendistelpräparaten* oder *Hepatodoron*®. Von Letzterem können Sie 3-mal täglich 2 Tabletten gut zerkaut vor den Mahlzeiten einnehmen.
- Manche Frauen profitieren zum Ausschwemmen von Wassereinlagerungen sehr von *Aesculus* und *Equisetum* in seinen verschiedenen Zubereitungsformen.
- In der zweiten Zyklushälfte, vom Eisprung bis zur folgenden Blutung, kann man die Gelbkörperbildung anregen. Hierzu eignen sich beispielsweise *Agnus castus* (Urtinktur oder bis D4; von der Urtinktur 1- bis 3-mal täglich 5 Tropfen in ein halbes Glas lauwarmes Wasser geben und schluckweise trinken, alternativ 3- mal täglich 5 Globuli bis zu D4), *Alchemilla* (Urtinktur, 1- bis 3-mal täglich 5 Tropfen in ein halbes Glas lauwarmes Wasser geben und schluckweise trinken), *Pulsatilla* (D4 bis D30; bei niedrigen Potenzen 3-mal täglich 5 Globuli, bei D30 nur eine

Einzelgabe von 5 Globuli) und *Corpus luteum* (D6; 3-mal pro Woche bis 1-mal täglich subcutan spritzen; alternativ täglich 1 Ampulle in einem Glas lauwarmem Wasser oder mit einem Trinkröhrchen direkt aus der Ampulle trinken, dabei lange im Mund behalten).

*äußere Anwendungen und Tees*

Die anthroposophische Heilmittelkunde ist sehr differenziert und oft, aber nicht immer zur Selbstmedikation geeignet. Äußere Anwendungen und Teezubereitungen können hingegen gut zu Hause durchgeführt bzw. eingenommen werden. Folgende Teezubereitungen sind hilfreich beim prämenstruellen Syndrom:

- In der ersten Zyklushälfte können *Beifuß*- und *Damianblättertee* genossen werden.
- Ergänzend zur oben bereits erwähnten Anregung der Gelbkörperbildung kann ein Tee aus dem »aufhellenden« *Johanniskraut* getrunken werden oder ein *PMS-Tee* bestehend aus:
  50 g Frauenmantelkraut, 50 g Rotkleeblüten, 50 g Schafgarbe, 50 g Johanniskraut, 50 g Brennnessel.
- Im Naturkosthandel gibt es inzwischen auch eine Reihe fertiger *Zyklustees* zu kaufen. Wenn Sie Glück haben, finden Sie einen, der für Sie passend ist, ansonsten können Sie sich Ihre eigene Mischung zusammenstellen.

*Hilfe bei Blähungen*

Für die häufig auftretenden, subjektiv sehr belastenden Blähungen haben sich Gewürze, ätherische Ölmischungen oder Tees mit den Bestandteilen *Kümmel, Anis, Fenchel* oder auch *Minze* sehr bewährt, daneben auch *Kardamom, Gewürznelke, Ingwer* und *Kurkuma*. Und auch hier ist regelmäßige Bewegung hilfreich. Zudem sollte man gut wahrnehmen, welche Lebensmittel vermehrt Blähungen hervorrufen, und diese meiden. Leider kann dies auch für besonders gesunde Nahrung wie Salat oder Vollkornprodukte gelten.

Auch äußere Anwendungen kann man gut selber durchführen oder aber von nahestehenden Menschen an sich durchführen lassen. Dieses Versorgt- und Umhülltwerden kann gerade bei seelischer Angespanntheit eine eigene Wirkung entfalten.

- Den Stoffwechsel anregend und damit auch entwässernd und entschlackend wirkt der *Schafgarben-Leber-Wickel*.

### *Schafgarben-Leber-Wickel*

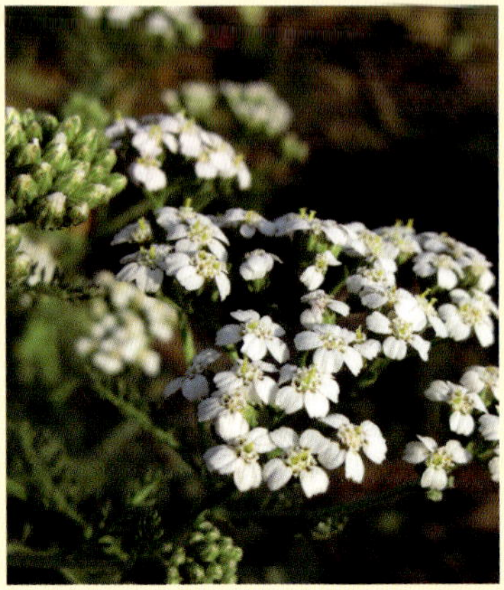

Blüten der Schafgarbe.

- Bereiten Sie einen Tee aus einem Esslöffel Schafgarbe (Kraut mit Blüten) und ½ Liter kochendem Wasser, lassen Sie ihn nur drei bis fünf Minuten ziehen, seihen Sie ihn dann sofort ab und füllen Sie ihn in eine Thermoskanne.
- Legen Sie ein Außentuch (Wollstoff, Molton oder Frotteebadetuch, ca. 36 x 140 cm) und darüber ein etwas schmäleres Zwischentuch (aus Baumwolle oder Frottee) in Oberbauchhöhe ins Bett.
- Darauf legt sich die Patientin.
- Falten Sie ein Innentuch (aus Baumwolle) so zusammen, dass es von der Wirbelsäule bis knapp vor die Bauchmitte und vom Nabel bis zum Brustansatz reicht.
- Füllen Sie den Schafgarben-Tee in eine Schüssel und legen Sie das gefaltete Innentuch hinein. Anschließend gut auswringen (Vorsicht, falls der Tee noch heiß ist. Man kann zum Beispiel das heiße Innentuch in ein gesondertes Auswringtuch legen und dann auswringen, so hat man keinen direkten Kontakt zum Innentuch).
- Die Patientin dreht sich auf die linke Seite. Legen Sie das mit Tee getränkte Innentuch vorsichtig so warm, wie es vertragen wird, von der Wirbelsäule beginnend nach vorn auf die Leber. Sonnengeflecht (Solarplexus, unterhalb des Brustbeins) und Wirbelsäule bleiben frei.
- Wickeln Sie die Patientin zügig mit Zwischen- und Außentuch ein, sodass das Innentuch ganz bedeckt ist.
- Legen Sie eine Wärmflasche an die rechte Seite der Patientin und decken Sie sie einschließlich der Schultern und der Füße gut zu.
- Nach 30 Minuten entfernen Sie den Wickel und die Wärmflasche und decken die mit dem Wickel behandelten Bereiche wieder ab.
- Es folgt eine 30-minütige Nachruhe.

Eine genauere Anleitung, weitere Hinweise und auch Anleitungsfilme für diesen und andere hilfreiche Wickel finden Sie im Pflege-Vademecum (www.pflege-vademecum.de).

Wichtig ist bei allen Wickeln und äußeren Anwendungen, für ausreichend Wärme zu sorgen und die vorgegebenen Zeiten zur Nachruhe gut einzuhalten. Wie bei vielen therapeutischen Hilfen kann sich die volle Wirkung erst im Nachklang ganz entfalten.

*für ausreichend Wärme sorgen*

## Zyklusregulation

Aus der Beschreibung der einzelnen Mittel beim prämenstruellen Syndrom geht hervor, dass die meisten sich auch sehr gut zur Zyklusregulation eignen. Ein unregelmäßiger Zyklus ist jedoch für sich genommen kein behandlungsbedürftiger Befund. Gerade aber in der ersten Zeit der Wechseljahre kann es zu sehr kurzen Zyklen kommen, die zu verlängern von vielen Frauen gewünscht wird, da die blutungsfreie Zeit sonst sehr kurz werden kann.

Wie oben schon erwähnt, sind als Heilmittel *Agnus castus* und *Ovaria comp.* zur Anregung der Eierstockfunktion zu empfehlen (siehe Seite 84). Da das Nachlassen der Hormonproduktion oft nicht linear, sondern wellenförmig verläuft, können sich hier Therapiezyklen von drei bis sechs Monaten mit therapiefreien Intervallen abwechseln, die so lange andauern, bis die Beschwerden wieder auftreten oder die Blutung ganz ausbleibt. Ebenso kann mit den oben erwähnten Teezubereitungen verfahren werden.

*wellenförmiger Verlauf der Hormonproduktion*

### *Weitere Heilmittel können hier sein:*

- *Melissa / Phosphorus comp.:* Es ist gut wirksam bei zu häufigen Blutungen und Schmierblutungen, gerade auch beim prämenstruellen Syndrom. Nehmen Sie 3-mal täglich 15 Tropfen in etwas Wasser verdünnt vor den Mahlzeiten ein.
- *Menodoron®:* Diese Komposition aus durchwärmenden, aufbauenden, blutstillenden und krampflösenden Pflanzenauszügen ist für alle Arten von Regeltempostörungen geeignet. Sie besteht aus Majoran, Eichenrinde, Hirtentäschel, Schafgarbe und Brennnessel, ist also ein Präparat rein aus Pflanzenbestandteilen. Gemäß der anthroposophischen Menschenkunde wirken pflanzliche Präparate vorwiegend auf das rhythmische System des Menschen. Sie können davon 2-mal täglich 20 bis 30 Tropfen in Wasser verdünnt nehmen.

## Starke Blutungen

*Zyklen ohne Eisprung*

Starke Blutungen in den Wechseljahren können dramatische Ausmaße annehmen. Häufig liegen sogenannte anovulatorische Zyklen vor, das heißt, der Eisprung bleibt aus. Die Gebärmutterschleimhaut wird nicht durch Gestagene umgewandelt, kann sich ungebremst auf- und immer weiter aufbauen und bricht schließlich zusammen. Das typische Bild ist dann, dass einer zwei oder drei Wochen ausgebliebenen Regelblutung eine starke, nicht enden wollende Blutung folgt.

Übliche Hygienemaßnahmen reichen in diesen Fällen oft nicht aus, Tampons und Binden müssen »gefühlt minütlich« gewechselt werden, und es kann aufgrund der großen Blutmenge zur Bildung von sogenannten Koageln kommen, die dann als große Klumpen abgehen. Der Blutungsschwall regt oft zu plastischen Wortbildern an: »Schlachtfest«, »Es rann mir in Bächen die Beine herunter«, »Riesige Stücke kamen aus mir heraus«.

*Blutwerte auf Eisenmangel und Blutarmut prüfen*

Ein Trost: Diese Blutungen wirken meist bedrohlicher, als sie tatsächlich sind. Dauern sie jedoch unvermindert länger an, sollten sie gestoppt und die Blutwerte auf einen Eisenmangel und eine Blutarmut überprüft werden. Bei vielen Frauen zeigt sich dieser Eisenmangel durch Müdigkeit und Erschöpfung, immer wieder aber bringen meine Patientinnen mich zum Staunen, wie wenig Eisen sie brauchen, um ihren Alltag unbeeinträchtigt zu wuppen. Der weibliche Körper kann sich offensichtlich an erstaunliche Mangelzustände gewöhnen. Bekommen diese Frauen dann jedoch Eisen von außen zugeführt, strotzen sie oft vor Energie und fühlen sich wie neugeboren.

Ein gutes Maß für die Bedrohlichkeit der Blutung ist das Ausmaß des Verlustes an Lebensenergie, das mit dem Blutverlust einhergeht. Dann kann zum Beispiel *Hirtentäschel* hilfreich sein, das in seiner Beschreibung genau diese Signatur aufweist.

### Heilmittel

- *Hirtentäschel* ist eine Pflanze von intensiv vibrierender innerer Lebendigkeit, die sie jedoch nach außen hin weder durch Farbe noch durch Ausstrahlung zum Ausdruck bringen kann. Es gehört zum Wesen des Hirtentäschels, seine Lebenskräfte zu umfassen und im Innern festzuhalten, um dadurch einen Verlust zu verhindern.
  Das Wesen dieser Pflanze könnte man als das Gegenteil von charisma-

tisch bezeichnen. Es ist konservativ, also bewahrend, und sie fällt mit ihren Lebensäußerungen nie aus dem Rahmen.

Hirtentäschel ist eine Pflanze für Menschen, die sich oft zu stark verausgaben, indem sie aus ihrem persönlichen Rahmen fallen. Den dadurch hervorgerufenen Verlust an Lebensenergie kann man auch mit einer Blutung vergleichen. *Capsella bursa pastoris* ist also eine Pflanze, die äußerst spezifisch gegen körperliche und seelische Arten des (Blut-)Verlustes wirksam ist.

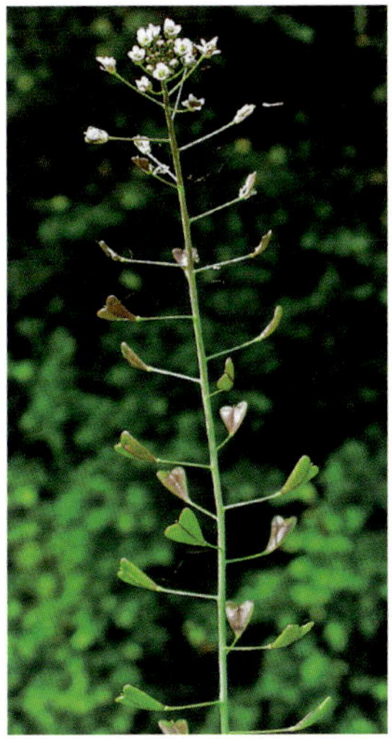

Hirtentäschel eignet sich für Menschen, die sich oft zu sehr verausgaben.

Neben dem Hirtentäschel, das es als Einzelsubstanz in mehreren Zubereitungsformen gibt, sind in folgender Komposition noch andere Mittel erhalten:

- *Menodoron®*: Dieser anthroposophische Heilpflanzenkomplex enthält neben Blutstillern wie Eiche und Hirtentäschel den erwärmenden Majoran und die Eisenpflanze Brennnessel. Menodoron® kann bei Neigung zu übermäßigen Blutungen zunächst ein bis zwei Zyklen lang durchgehend eingenommen werden, zum Beispiel 2-mal täglich 20 bis 30 Tropfen. Sofern die erwünschte Wirkung auf die Blutungsstärke eintritt, kann man langfristig mit einer geringeren Dosis auskommen.
- Hilfreich ist auch *Corallium rubrum D6 / Stibium metallicum D6 aa,* eine Mischung aus Verreibungen der beiden Substanzen von Weleda, von der man normalerweise 2- bis 3-mal täglich 1 Messerspitze einnimmt.
- Ein weiteres Mittel zur Regulation der Blutungen ist *Calcium Quercus* von Wala, das als Globuli und auch in Ampullenform zur Verfügung steht. In dieser Zubereitung aus der Eichenrinde vereinen sich die Blutfluss-regulierenden Heileigenschaften der Gerbstoffe und des Kalziums auf besonders verträgliche Weise. Von den Globuli nimmt man 3-mal täglich 5; die Ampullen sollten Sie sich von einer Ärztin spritzen lassen (1-mal täglich intravenös oder intramuskulär). Wenn dies nicht möglich ist, kann man die Ampullen auch trinken, was aber mit einer deutlich schwächeren Wirkung verbunden ist.
- Ich setze besonders gerne *Marmor D6 / Stibium D6* ein, das bei leichteren Beschwerden als Verreibung genommen werden kann (3-mal täglich

1 Messerspitze), bei schwereren als Spritze wahre Wunder wirkt. Da es subcutan, also unter die Haut gespritzt wird, kann dies nach Anleitung auch von der Patientin selbst durchgeführt werden.

- Einen wirksamen Tee kann man aus einer Mischung von gleichen Teilen *Tormentilla* und *Hirtentäschel* zubereiten, dessen Einnahme mit dem Anfang der Blutung begonnen wird.
- Eine sehr drastische Form der äußeren Anwendung, auf die einige Frauen jedoch schwören, besteht darin, eine Eispackung auf die stark blutende Gebärmutter zu legen.

## Blutungsbedingte Anämie

Wird der Blutverlust zu stark und mit ihm der Eisenverlust, sinken wie oben beschrieben die Lebenskräfte, es kommt zu Müdigkeit, rascher Erschöpfbarkeit, Blässe oder schneller Luftnot bei Belastung.

*unterschiedliche Aufnahmefähigkeit des Körpers*

Die Aufnahmebereitschaft des Körpers für Eisen ist unterschiedlich hoch. In der Schwangerschaft ist sie interessanterweise oft eher gering, doch in der Wechseljahressituation merkt der Körper in seiner Weisheit gut, was er braucht, und Eisenzubereitungen werden gut vertragen. Dennoch kann die Aufnahmefähigkeit durch die gleichzeitige Gabe von Vitamin C und Bitterstoffen unterstützt werden.

### *Heilmittel*

- Es gibt zahlreiche *Eisenpräparate*, die sich in ihrer Dosierung und Verträglichkeit durchaus leicht unterscheiden. Letztlich jedoch tun alle Präparate das, was sie sollen, nämlich den Eisenspiegel anheben.
- Meine Patientinnen mögen gerne einen mit Eisen angereicherten Saft aus verschiedenen Kräuterauszügen, der besonders gut verträglich ist: *Floradix Kräuterblut®*, 250 oder 500 ml (tägliche Dosis: 45 ml), auch in Tablettenform erhältlich (täglich 2 Tabletten).
- *Ferrum hydroxydatum* 5 % (3-mal täglich 1 Messerspitze Pulver) oder *Ferrum ustum comp.* (3-mal täglich 1 Dosierlöffel Pulver) sind gut verträgliche Eisensubstanzen in leicht potenzierter Form.
- Bei Eisenmangel, der sich nicht nur laborchemisch bemerkbar macht, sondern auch mit großer Müdigkeit und Erschöpfung einhergeht, kön-

nen die eisenhaltigen Aufbaupräparate *Levico comp.* und *Prunuseisen* helfen, Ersteres gewonnen aus dem Wasser der Levico Terme in Norditalien und kupfer- und arsenhaltig, Letzteres mit der vitalisierenden Kraft der Schlehe angereichert. Von beiden Präparaten nimmt man gewöhnlich 3-mal täglich 5 Globuli.

- Schon seit Langem bewährt ist *Anaemodoron®*, das verschiedene Pflanzenauszüge zur Steigerung der Eisenverwertung enthält. Davon nimmt man 3-mal täglich vor den Mahlzeiten 15 Tropfen in etwas Wasser verdünnt ein.
- Seit einiger Zeit ist auch *Lactoferrin* auf dem Markt, ein Protein, das auf ganz anderem Wege, nämlich über seine Funktion als Eisentransportprotein, die gleiche Wirkung hat und nebenbei noch die Anfälligkeit des Organismus für virale und bakterielle Infekte vermindert.

### *Bittermittel*

- Ein beliebtes Bittermittel ist das *Schwedentrunk® Elixier* von Infirmarius, das auch schulmedizinische Eisengaben begleiten sollte. Sie können davon 3-mal täglich vor den Mahlzeiten 1 Messlöffel voll (10 ml) einnehmen.
- Besonders mild und frei von Alkohol ist dagegen das *Wala Bitter Elixier,* dessen Dosierung 3-mal täglich 1 Esslöffel beträgt, vor dem Essen eingenommen und eventuell mit etwas Wasser verdünnt.

*eisenstärkende Ernährung*

Eine *eisenstärkende Ernährung* beinhaltet neben natürlich rotem Fleisch und Leber (die heute für viele Frauen nicht gerade bevorzugte Nahrungsmittel darstellen) Hülsenfrüchte wie Linsen oder Sojabohnen; Nüsse und Samen wie Pistazien oder Sonnenblumenkerne; Gemüse und Kräuter wie Brunnenkresse, Petersilie, Zwiebeln.

*Hier einige Lebensmittel und ihr Eisengehalt:*

- Sesam – 10 mg / 100 g
- Pistazien – 7,3 mg / 100 g
- Cashewkerne – 6,3 mg / 100 g
- Pfifferlinge – 5,8 mg / 100 g
- getrocknete Aprikosen – 4,4 mg / 100 g
- Spinat – 3 mg / 100 g

Ob eine Eisenaufnahme bei Vollmond tatsächlich besser ist und inwieweit das auch von der individuellen Sensibilität für die Mondphasen abhängt, ist unklar. Ein Selbstversuch ist hier sicher lohnend.

## Schlafstörungen

*Zusammentreffen mehrerer Faktoren*

Sie sind eines der größten Probleme der Wechseljahre. Auch hier gibt es nicht eine ausschlaggebende Ursache, sondern es treffen mehrere Faktoren zusammen, wie die abnehmende Melatoninproduktion, die zusätzlich durch den geringeren Östrogenspiegel verstärkt wird, die besonderen Belastungen dieser Lebensphase und ein insgesamt leichter werdender Schlaf, der ganz normal ist. Deshalb ist zur Regulierung der Schlafprobleme auch eine Mischung verschiedener Maßnahmen die beste Option.

Im Laufe der Jahre verändern sich Schlaftiefe, Schlafdauer und auch die Schlafzyklen. Bei vielen älteren Menschen ist es normal, dass sie weniger tief schlafen, nachts häufiger wach werden und morgens früher aufwachen.

*verschiedene Phasen*

Schlafstörungen sind nur dann behandlungsbedürftig, wenn sie dauerhaft dazu führen, dass den Tagesaktivitäten aufgrund von Müdigkeit nicht mehr oder nur eingeschränkt nachgegangen werden kann. Oft folgen den Phasen gestörten Schlafes solche, in denen die Nachtruhe nicht beeinträchtigt ist und der Körper seine Reserven wieder aufbauen kann.

### *Verhaltenstipps*

- Zunächst das Wichtigste: Nur wer tags aktiv ist, kann nachts gut schlafen. Dies ist ein Problem, das häufiger betagte Menschen haben, die in einem gleichförmigen Tagesablauf vor sich hindämmern und keine gesunde Unterscheidung von aktiven Wach- und gesunden Schlafphasen kennen. Je näher es auf den ewigen Schlaf, den Tod zugeht, desto mehr darf es sein, aber eben nicht zu früh. Den meisten Frauen in den Wechseljahren fällt jedoch eher der Übergang vom (zu) aktiven Tag in die Ruhe der Nacht schwer.
- Wenn Sie gut einschlafen möchten, sollten Sie auf belebende Getränke mit Koffein, wie Kaffee, Cola oder schwarzen Tee, nach dem Mittagessen verzichten – vor allem, wenn Sie wissen, dass Sie nach dem Genuss solcher Getränke nicht gut schlafen können.

- Auch Alkohol zieht Schlafstörungen nach sich. Zwar hilft er gerade in Form von Bier mit einem hohen Hopfenanteil beim Einschlafen, der Schlaf ist dann jedoch unruhig und nicht erholsam.
- Generell ist es für die Nachtruhe besser, wenn man relativ früh zu Abend isst. Ein kleiner Nachtimbiss ist zwar erlaubt, aber üppige und schwer verdauliche Mahlzeiten sind für einen geruhsamen Schlaf sehr hinderlich. Hungrig ins Bett zu gehen, kann das Einschlafen allerdings auch beeinträchtigen.
- Wenn Sie spät am Abend noch Smartphone, Tablet oder Laptop benutzen oder fernsehen, kann dies das Einschlafen beeinträchtigen. Daran kann unter anderem das blaue Licht dieser Geräte schuld sein: Unser Auge reagiert besonders sensibel, und somit wird die Produktion des »Schlafhormons« Melatonin beeinträchtigt. Wenn es doch mal sein muss, gibt es hier Apps, die den blauen Lichtanteil herunterregulieren.
- Bewegung tut auch unserem Schlaf gut: Ein Abendspaziergang trägt zur Entspannung bei, auch Ausdauersport kann sinnvoll sein. Vor dem Zubettgehen sollte jedoch nicht zu intensiv trainiert werden, Powersport am Abend ist eher hinderlich, läuft dann der Körper doch auf Hochtouren.
- Vor dem Schlafen sollten Sie zur Ruhe kommen – denn weder Körper noch Geist kann üblicherweise innerhalb kürzester Zeit von »100 auf 0« herunterschalten. Deshalb sollten Sie vor dem Schlafengehen einige Zeit einplanen und auch Rituale, die der Körper dann kennt: Musik hören, Entspannungsübungen oder mit dem(r) Partner(in) plaudern.
- Auch ein entspannendes *Bad* oder *Fußbad* kann hilfreich sein, beispielsweise mit 10 %igem *Lavendel-Öl.*
- Ein *Schlaftee,* in Ruhe zubereitet und genossen, kann ebenfalls hilfreich sein.
- Ein gut beendeter Tag ist die beste Voraussetzung für einen gesunden Übergang in die Nacht. Von Rudolf Steiner gibt es die schon erwähnte *Rückschau-Übung,* bei der man sich den Tag in rückwärtsgerichteter Reihenfolge in Erinnerung ruft, aber ohne Emotionen (siehe Seite 67 f.).
- Sollte dies zu aufwendig sein, kann man auch die ungelösten Probleme des Tages in ein Buch notieren, dieses mit Nachdruck zuklappen und es für die Nacht weglegen. Die Probleme warten geduldig auf den nächsten Morgen und dürfen dann wieder bearbeitet werden, aber sie stören auf diese Weise den Schlafprozess nicht. Viele Patientinnen berichten auch,

dass ihnen bei diesem Vorgehen über Nacht Lösungsmöglichkeiten in den Sinn kommen.

- Schlafzimmer und Bett sollten geschützte, harmonische Rückzugsorte sein, ohne zu viele anregende Dinge.
- Helligkeit und Geräusche können den Schlaf beeinträchtigen. Gerade im Frühjahr kann es hilfreich sein, den Raum abzudunkeln, blinkende Rauchmelder, Digitaluhren und Ähnliches sollten entfernt werden, ebenso Geräuschquellen. Schon das Ticken einer Uhr kann den Schlaf stören, ganz sicher aber der schnarchende Partner oder die Partnerin.
- Frische Luft ist ebenfalls ein Wohlfühlfaktor: Lüften Sie Ihr Schlafzimmer, bevor Sie zu Bett gehen. Es sollte dort frisch und kühl, aber angenehm sein, eine niedrigere Raumtemperatur ist meist günstig. Das Bett und Sie selber jedoch sollten gut durchwärmt sein. Für die meisten Frauen ist es eine Unmöglichkeit, mit kalten Füßen einzuschlafen. Gerne dürfen eine Wärmflasche oder Bettsocken, deren Wirkung durch das Einreiben der Fußsohlen mit *Kupfersalbe* verstärkt werden kann, hier helfen.
- Eines der wichtigsten Dinge ist auch hier der Rhythmus. Wenn möglich, sollten Sie immer zur gleichen Zeit ins Bett gehen und morgens immer zur gleichen Zeit aufstehen.
- Eine ganz typische Erscheinung ab dem 50. Lebensjahr ist es, zur sogenannten »Leberzeit« morgens zwischen drei und vier Uhr wach zu werden. Dann kann es Schwierigkeiten geben, wieder einzuschlafen, insbesondere wenn das Klingeln des Weckers zwei Stunden später droht. Diese seelische Anspannung verstärkt die Probleme beim Einschlafen. Sollten Sie die Möglichkeit haben, können Sie dem am besten begegnen, indem Sie einfach entspannt später aufstehen. Da dies häufig keine Option ist, kann das Zubettgehen vorverlegt werden. Ein altes Sprichwort sagt: Der erste Schlaf – also der Schlaf vor Mitternacht – ist der beste. Auf diese Weise haben Sie die beruhigende Gewissheit, schon genug geschlafen zu haben, auch wenn Sie nicht wieder einschlafen können. Dies hat sich bei einigen meiner Patientinnen tatsächlich als die beste Lösung herausgestellt.

In der anthroposophischen Geisteswissenschaft hat der Schlaf eine besondere Bedeutung. Verlassen wir doch in ihm diese Welt und verbinden uns mit anderen. Es würde an dieser Stelle zu weit führen, genauer darauf einzugehen, jedoch kann eine Beschäftigung mit diesen Inhalten zu einem anderen Erleben und einer anderen Wahrnehmung der Bedeutung des Schlafes führen.[36]

### *Frei verkäufliche Mittel*

- Es gibt eine ganze Anzahl frei verkäuflicher pflanzlicher Präparate, die schlaffördernd wirken. Sie enthalten meist *Baldrian, Passionsblume, Hopfen* und *Lavendel* in verschiedenen Zusammensetzungen und Darreichungsformen. Probieren Sie einfach aus, ob eines dieser Mittel für Sie hilfreich ist.
- Auch schlaffördernde Tees können zu einem guten Ein- und Durchschlafen beitragen. Das Angebot an *Schlaftees* mit verschiedenen Kräutermischungen ist groß; daneben sind auch CBD-haltige Tees zu nennen, beispielsweise der *CBD-Hanf-Tee* von Sonnentor®.
- Es gibt einige *Schlafsprays mit Lavendel,* die natürlich über ihre besondere Art der Aufnahme noch einmal eine ganz andere Wirksamkeit entfalten können.
- In den letzten Jahren ist eine Reihe von frei verkäuflichen *Melatonin-Präparaten* auf den Markt gekommen, die eine sehr gute Wirkung haben können.
- Von *Schlafmitteln* ist eher abzuraten, stören sie doch die feine »Schlafarchitektur« empfindlich und führen langfristig nicht nur zu Abhängigkeit, sondern auch zu einem nicht erholsamen und regenerierenden Schlaf. Davon weiche ich nur ganz kurzzeitig in akuten seelischen Notfällen ab, wenn ein »Funktionieren« notwendig ist, das durch Schlafmangel erschwert wird, beispielsweise in der Trauerphase beim Tod naher Angehöriger.
- Wie alle hier folgenden Präparate gehört *Phosphorus D25 / SulfurD25* zu den anthroposophischen Heilmitteln. Es hilft bei Einschlafstörungen. Nehmen Sie abends 15 Tropfen in etwas Wasser verdünnt ein.
- *Valeriana comp.* mit Baldrian oder *Avena comp.,* das als Hauptbestandteil Hafer enthält, sind gut wirksame Präparate bei leichten Ein- und Durchschlafstörungen. *Valeriana comp.* sollte am späten Nachmittag, spätestens aber eine halbe Stunde vor dem Einschlafen genommen werden (5 bis 10 Globuli). Von *Avena comp.* wird die Einnahme von 10 bis 30 Globuli eine halbe Stunde vor dem Einschlafen empfohlen.

- *Hepatodoron*®, eines der klassischen Komplexpräparate zur Harmonisierung des Stoffwechsels, kann gerade bei einem Aufwachen zwischen 2 und 4 Uhr morgens hilfreich sein und ganz nebenbei auch die Stimmung regulieren. Sie können 3-mal täglich 2 Tabletten gut zerkaut vor den Mahlzeiten einnehmen.
- Bei einigen Menschen ist insbesondere bei Überwachheit *Coffea tosta D20* oder *D30* sehr wirksam. Eine einmalige Einnahme von 5 Globuli genügt normalerweise.
- Nicht nur bei Schlafstörungen, sondern allgemein bei Unruhe und auch beim prämenstruellen Syndrom kann *Bryophyllum comp.* (Wala) helfen, von dem man 1- bis 3-mal täglich 5 bis 10 Globuli nehmen kann. Steht die Unruhe im Vordergrund, kann auch *Bryophyllum* 50 % (Trituration; 3- bis 5-mal täglich 1 Messerspitze) sehr gut geeignet sein.

### Heilpflanzenporträt Bryophyllum

Bryophyllum, auch Brutblatt oder Kalanchoe genannt, gehört zu den Dickblattgewächsen. Es ist eine ganzjährige sukkulente (das heißt wasserspeichernde) Pflanze mit fleischigen Blättern, die ursprünglich aus Madagaskar stammt. Charakteristisch ist, dass sie sich in Form von Brutknospen recht zahlreich vermehrt: Diese Brutknospen bilden sich in den Einbuchtungen der Blattränder und fallen ab, wenn sie eine gewisse Größe erreicht haben, sodass in kurzer Zeit viele neue Pflanzen entstehen. Diesen Vorgängen verdankt die Pflanze auch ihren Namen, der sich aus den griechischen Wörtern »bryein« (»sprossen, wachsen«) und »phyllon« (»Blatt«) zusammensetzt.

Die Betonung dieser Pflanze liegt also ganz im mittleren bzw. Blattbereich, die Wurzeln sind eher schwach entwickelt und die

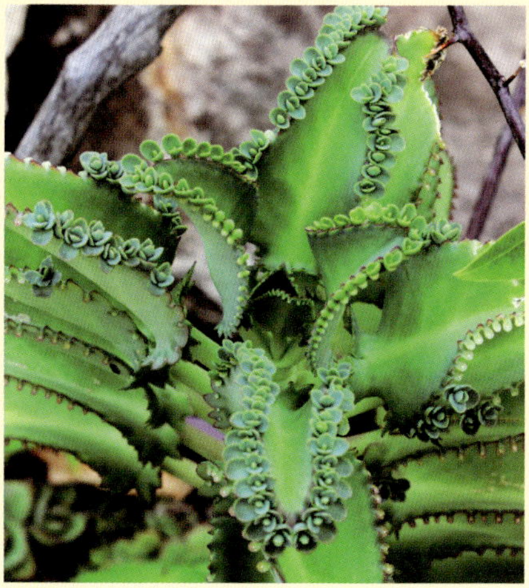

Viele kleine Tochterpflanzen sitzen auf den Blatträndern des Bryophyllum.

Blüte unscheinbar, die Blätter hingegen strotzen nur so vor Lebenskraft, sogar die Fortpflanzung findet über diesen Bereich statt.

In der Frauenheilkunde ist Bryophyllum eine bewährte Heilpflanze, die nicht nur allgemein bei Wechseljahresbeschwerden empfohlen wird, sondern speziell bei Unruhe- und Erregungszuständen, Schlafstörungen und beim prämenstruellen Syndrom. Darüber hinaus hilft sie in der Schwangerschaft bei vorzeitigen Wehen. Auch bei Reizblasensymptomen und funktionellen Störungen im Stoffwechselsystem sowie äußerlich angewendet zur Wundheilung, Blutstillung und Entzündungshemmung kann Bryophyllum gute Dienste leisten.

*Schlafmangel und Gewichtszunahme*

Wer schlecht schläft, begünstigt dadurch die Ausschüttung der appetitregulierenden Hormone Leptin und Ghrelin und fördert so die Gewichtszunahme, was uns zum nächsten großen Symptomkomplex in den Wechseljahren führt.

## Gewichtszunahme

Das am häufigsten beklagte Problem in den Wechseljahren ist die Gewichtszunahme, der früher sogenannte »Matronenspeck«. In dieser Zeit kommt es zu einer allgemeinen altersbedingten Veränderung der Bedürfnisse des Körpers.

*altersbedingte Veränderung der Bedürfnisse des Körpers*

Auch hier zeigt sich: Nichts kann bleiben, wie es ist. Die eigene Ernährung muss sich den geänderten körperlichen Bedingungen anpassen, sonst folgen zwangsläufig eine Gewichtszunahme und möglicherweise eine nicht ausreichende Nährstoffversorgung. Die beschriebenen Veränderungen sind hochindividuell, wie auch der Stoffwechsel vorher ein sehr individueller war. So können manche Menschen beliebige Mengen an Essen gut verstoffwechseln, andere nehmen beim Anblick einer Praline zu.

Zu den Mechanismen, die in und nach den Wechseljahren zur Gewichtszunahme führen, wurde im allgemeinen Teil schon einiges ausgeführt.

***Auch wenn es schwer zu akzeptieren ist:*** Der Grundumsatz sinkt um ca. ein Drittel – nach neueren Forschungen etwas weniger, aber grob gesagt heißt das, wenn Sie nicht sozusagen mindestens ein Drittel weniger essen oder sich ein Drittel mehr bewegen – am besten beides –, werden Sie zunehmen. Die Gewichtszunahme beträgt ca. ein bis zwei Kilo pro Jahr.

Zudem wachsen während der Wechseljahre die Bauchfettdepots von 5 bis 8 Prozent des gesamten Körperfetts in der Prämenopause auf 15 bis 20 Prozent in der Postmenopause. Diese Veränderungen beginnen lange vor den Wechseljahren.

Auch die Muskelmasse verändert sich: Bereits ab 30 beträgt der Muskelmassenverlust pro Jahr ca. 0,25 kg, ab 50 ca. 0,5 kg. Da Muskeln mehr Kalorien verbrennen als Fett, führt eine Abnahme der Muskelmasse folglich zu einer geringeren Kalorienverbrennung.

*Kalorienaufnahme anpassen*

Man könnte also auch sagen, nicht die Hormonveränderung ist verantwortlich für unsere Gewichtszunahme, sondern die Tatsache, dass wir unsere Kalorienaufnahme nicht an den veränderten Verbrauch anpassen.

Leider gibt es kein Geheimrezept zur Gewichtsregulation. Wir wissen heute, dass 70 Prozent aller Krankheiten auf Fehlernährung und Bewegungsmangel beruhen. Dennoch gehört es zu den schwierigsten Aufgaben der modernen Medizin, sie auch auf dieser Ebene zu heilen oder noch besser ihnen vorzubeugen. Die Grundlagen von Ernährung und Bewegung wurden in den entsprechenden Kapiteln beschrieben, dem ist nichts hinzuzufügen (siehe Seite 59 ff. und 68 ff.).

*seelisches Befinden*

Ein Wort noch zum seelischen Befinden: Sie müssen mit 50 nicht mehr in Konfektionsgröße 36 passen, eine moderate Zunahme ist offensichtlich von der Natur vorgesehen und angemessen, nur ist es für die Gesundheit besser, diese in einem vertretbaren Bereich zu halten.

Ein Trost vielleicht: Geringe Mengen Östrogen werden im Fettgewebe gebildet, sodass fülligere Frauen über mehr Östrogen verfügen.

*Body-Mass-Index*

Wenn der sogenannte BMI (Body-Mass-Index, ein gebräuchliches Maß zur Bestimmung des relativen Körpergewichts: BMI = Körpergewicht (in kg) / Körpergröße (in m) im Quadrat) mit zunehmendem Alter etwas nach oben geht, also beispielsweise von 24 auf 26, aber ein BMI von 30 nicht wesentlich überschritten wird, dann steigt nicht nur die Lebenserwartung, sondern auch die Wahrscheinlichkeit, »gesünder alt zu werden«.

Ab einem BMI von 30 ist das Risiko für Herz-Kreislauf-Erkrankungen wie Bluthochdruck, Herzinfarkt und Schlaganfall deutlich erhöht. Auch das Risiko für Stoffwechselstörungen wie Diabetes mellitus Typ 2 (Altersdiabetes) steigt.

Ein anderes Maß zur Risikoabschätzung ist der Bauchumfang. Werte unter 80 cm sind unproblematisch, darüber steigt das Risiko an und ist ab 88 cm deutlich erhöht.

Neben den im Kapitel über die Bewegung (siehe Seite 68 ff.) erwähnten Möglichkeiten ist es zum Verbrennen überschüssiger Kalorien besonders effektiv, nicht nur Ausdauersport, sondern auch kurz andauernde intensive Bewegungseinheiten zu absolvieren, beispielsweise eine HIIT-Runde: Beginnen Sie, indem Sie 20 Sekunden so intensiv wie nur möglich rennen (radeln, rudern, schwimmen ...). Dann 10 Sekunden ganz locker rennen (radeln, rudern, schwimmen ...). Wiederholen Sie diesen Wechsel ca. sechs- bis achtmal und erholen Sie sich dazwischen ca. 4 bis 5 Minuten lang mit ganz leichten Übungen.

*Verbrennen überschüssiger Kalorien*

Diese Art von schweißtreibendem Sport ist auch ein gutes Mittel gegen weitere Beschwerden wie Hitzewallungen.

## Hitzewallungen

Untersuchungen zu Hitzewallungen und verwandten Erscheinungen wie Schweißausbrüchen, Erröten oder Erblassen zeigen, dass diese mit vorübergehenden Durchblutungsveränderungen im Frontalhirn verbunden sind, durch die es teils auch zu vorübergehenden Konzentrationsstörungen kommen kann.

*Konzentrationsstörungen und Vergesslichkeit*

Insgesamt lassen sich Konzentrationsstörungen und Vergesslichkeit am besten durch die Summe aller Faktoren erklären, die in den Wechseljahren zusammentreffen. Interessanterweise gibt es Studien, die zeigen, dass Hitzewallungen als einziges den Wechseljahren zugeschriebenes Symptom tatsächlich eine Abhängigkeit von der Hormonkonzentration haben.[37]

Hitzewallungen und Schweißausbrüche können sehr lästig sein, haben aber keinen Krankheitscharakter. Wie und ob sie behandlungsbedürftig sind, entscheiden Sie allein. Bei Hitzewallungen vielleicht noch deutlicher als anderswo ist der Unterschied von »Beschwerden haben« und »an Beschwerden leiden«. Eine Kollegin von mir erklärte ihren Patientinnen, an Hitzewallungen sei ganz sicher noch niemand gestorben und sie würde es ablehnen, diese zu behandeln. Das war allerdings vor ihren eigenen Wechseljahren.

Eine sehr bemerkenswerte Form, mit Hitzewallungen umzugehen, zeigte mir eine Patientin, die mir strahlend erklärte, sie begrüße ihre veränderte Wärmesituation, denn mit jeder Hitzewallung würde sie etwas Altes in ihrem Leben verbrennen lassen und so Platz machen für Neues. Durch diese Art,

*»Platz machen für Neues«*

den Dingen eine neue Bedeutung zu geben, wandelte sie die Hitzewallungen in etwas durchaus Positives um und litt kein bisschen daran. Auch die Idee, Hitzewallungen als Willensimpulse zu begreifen, die vorher ein Stück weit im Leib untergetaucht waren, dort zum Beispiel die Regel auslösten, jetzt frei im Körper herumvagabundieren und so einen Ort suchen, an dem sie sich verwirklichen können, öffnet einen anderen Blick auf die Wechseljahre und ihre Beschwerden.

*Hitzewallungen als Willensimpulse*

Auf der anderen Seite gibt es Frauen, bei denen ebendiese Hitzewallungen vor allem, wenn sie von Schweißausbrüchen mit anschließendem Frieren begleitet werden, einen hohen Leidensdruck hervorrufen. Verstärkt werden kann dieser Leidensdruck noch durch die Angst, sozial unangenehm aufzufallen und zum Beispiel bei einem Meeting scheele Blicke und dumme Bemerkungen zu riskieren, wenn man die Jacke auszieht und die Fenster öffnet.

*meist nur kurze Dauer*

Das Beruhigende ist, dass Hitzewallungen bei den meisten Frauen nur wenige Monate andauern. Bei anderen sind sie nach einem Zeitraum von ca. fünf Jahren wieder verschwunden. Nur wenige Frauen berichten von Hitzewallungen bis ins hohe Alter.

Aus dem oben Gesagten folgt, dass der Umgang mit Hitzewallungen und Schweißausbrüchen ganz individuell ist. Sie können sie hinnehmen, ignorieren, kreativ nützen, bekämpfen oder abschwächen.

- Es wurde schon erwähnt, dass eine mehrmals wöchentlich unternommene körperliche Anstrengung, bei der wir ins Schwitzen kommen, die Hitzewallungen günstig beeinflussen kann (siehe Seite 69).
- Auch regelmäßige Saunagänge helfen nachweislich, Hitzewallungen zu vermindern und abzuschwächen, zudem führen sie zu einer besseren Durchblutung von Haut und Schleimhäuten und zu gesünderem Schlaf – und dazu noch zu einer Besserung der körpereigenen Abwehr.
- Einige Frauen reagieren auf bestimmte Nahrungsmittel mit mehr Hitze und tun gut daran, diese zu meiden. Dazu gehören Kaffee und Alkohol. Umgekehrt gibt es Frauen, die mit einer weizen- und glutenfreien oder -armen Ernährung ihre Hitzewallungen zum Verschwinden bringen.
- Aus eigener Erfahrung kann ich sagen, dass eine gestörte Wärmeregulation auch das Gegenteil mit sich bringen kann, eine vermehrte Kälteempfindlichkeit, ja sogar so etwas wie »Kältewallungen«. Hier sind durchwärmende Speisen und Getränke sowie wärmende Materialien und die Anregung der Eigenwärmebildung durch Sport hilfreich.

- Äußere Anwendungen sind ein wunderbares Mittel, den Körper zu regulieren. Gerade hier ist es gut und ein Teil der Therapie, sich zu fragen, ob man diese Anwendungen für sich selber aktiv durchführen möchte oder durch jemand anderes umhüllend und sorgend durchführen lässt. Bei Hitzewallungen hat sich der *Ingwer-Nieren-Wickel* sehr bewährt, unter der Vorstellung, den irrlichternden Astralleib in geordneter Weise wieder mit dem Körper zu verbinden (siehe auch Seite 37 ff.).

### *Ingwer-Nieren-Wickel*

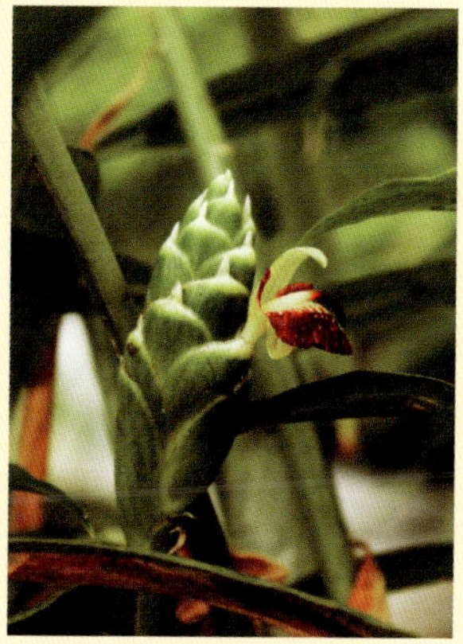

Blüte einer Ingwerpflanze.

- Legen Sie ein Außentuch (zum Beispiel ein Frotteebadetuch, ca. 36 × 140 cm) und ein etwas schmäleres Zwischentuch (aus Baumwolle oder Frottee) übereinander und rollen Sie sie von der Seite her ein.
- In die Mitte legen Sie eine gefüllte Wärmflasche und darauf ein zusammengefaltetes Schutztuch (am besten aus Frottee, so groß wie die gesamte Auflage).
- Streichen Sie frisch geriebenen ungeschälten Ingwer (ca. 40 g oder 2 Esslöffel, Zimmertemperatur) so auf das Innentuch (Baumwolle), dass Sie daraus mit den Tuchrändern ein flaches Päckchen wickeln können, das von der Größe dem Nierenbereich der Patientin entspricht.
- Bei Bedarf können Sie das Päckchen leicht anwärmen.
- Außen- und Zwischentuch werden nun in Nierenhöhe ins Bett gelegt.
- Entfernen Sie die Wärmflasche.
- Lassen Sie die Patientin auf das Bett sitzen und die Rückenregion frei machen.
- Legen Sie das Substanzpäckchen und das Schutztuch auf die Nierenregion und halten Sie sie dort fest.
- Dann legt sich die Patientin auf die Wickeltücher zurück.
- Wickeln Sie Zwischen- und Außentuch sorgfältig um die Patientin.
- Decken Sie die Patientin bis über die Schultern gut zu.
- Nach 30 Minuten entfernen Sie den Wickel und decken die mit dem Wickel behandelten Bereiche wieder ab.
- Es folgt eine 30-minütige Nachruhe.

*Achtung:* Nicht bei Neurodermitis anwenden!

Eine genauere Anleitung, weitere Hinweise und auch einen Anleitungsfilm für diesen und andere Wickel finden Sie auf www.pflege-vademecum.de.

- Manchen Frauen kann es helfen, sich beim Nahen einer Hitzewallung »kühle Gedanken« zu machen, zum Beispiel eine Phantasiereise in eine klirrend kalte Eislandschaft ohne wärmende Kleidung.
- Hitzewallungen können zudem im Anflug unterdrückt werden, wenn die Betroffenen kaltes Wasser über die Handgelenke laufen lassen.[38]
- Auch Wechselduschen werden vielfach als hilfreich empfunden, ebenso wie andere Kneipp-Anwendungen wie das kalte Halbbad, kalte Waschung oder der wechselwarme Knieguss. Durch die Kältereize wird das Wärmeregulationssystem trainiert.

### Wechselduschen

- Nach der normalen warmen Dusche wird der ganze Körper für ein paar Sekunden möglichst kalt abgeduscht. Die Temperatur sollte bei 20 °C oder niedriger liegen. Ist das Wasser wärmer, bringt es nichts.
- Man kann es bei je einem Mal warm und kalt belassen. Noch wirksamer ist es aber, wenn man insgesamt dreimal eine Minute warm und dann einige Sekunden kalt duscht.
- Immer kalt abschließen.
- *Wichtig:* Bevor das kalte Wasser auf den Körper trifft, sollte er gut durchwärmt sein.

### Wechselwarmer Knieguss

- Hierfür stellen Sie sich in die Badewanne oder die Dusche. Wichtig ist, dass die Füße vor Beginn warm sind. Einfacher ist es, wenn man einen richtigen Kneipp-Schlauch hat, aber ein Duschkopf, bei dem man einen Strahl einstellen kann, tut es auch.
- Nun mit warmem Wasser am rechten Fuß außen beginnen und den Strahl an der Außenseite der Wade nach oben bis kurz über das Knie führen, wobei auch die Rückseite der Wade umspült werden soll.
- Halten Sie nun kurz inne und führen Sie den Strahl an der Innenseite der Wade nach unten zum Fuß zurück.
- Gehen Sie nun am linken Bein genauso vor.

- Der warme Guss soll pro Bein etwa 60 Sekunden dauern.
- Wiederholen Sie dies anschließend mit kaltem Wasser, und zwar 15 bis 20 Sekunden lang pro Bein. Je kälter das Wasser, umso kürzer kann der kalte Guss sein.
- Nach weiteren zwei Wechseln beenden Sie den Knieguss mit kaltem Wasser.
- Duschen Sie zum Schluss die Fußsohlen einmal kurz kalt ab.
- Danach die Beine nicht abtrocknen, sondern das Wasser nur abstreifen.

### *Kaltes Halbbad nach Kneipp*

- Füllen Sie die Badewanne ca. 30 cm bzw. bis zur Bauchnabelhöhe mit zimmerwarmem Wasser.
- Wärmen Sie sich gut im Bett auf.
- Setzen Sie sich für ca. 6 Sekunden in die Badewanne. Der Oberkörper bleibt bekleidet.
- Das Wasser nicht abtrocknen, sondern nur abstreifen, eine Schlafanzugshose anziehen und sofort ins warme Bett zurückgehen.
- Nicht öfter als ein- bis zweimal pro Woche durchführen.
  *Achtung:* Nicht anwenden bei Nieren- oder Blasenentzündung, während der Menstruation, bei Durchfall oder organischen Herzfehlern!

### *Kalte Waschungen nach Kneipp*

- Wichtig ist, dass die Haut vor der Waschung gut durchwärmt ist.
- Tauchen Sie ein Tuch (am besten aus Leinen) in zimmerwarmes Wasser und wringen Sie es leicht aus.
- Reiben Sie in einem angenehm temperierten Raum Ihren ganzen Körper von oben bis unten gleichmäßig mit diesem Tuch ab, sodass ein dünner Wasserfilm auf die Haut gelangt. Wird das Tuch warm, kann man es wenden oder neu mit Wasser benetzen. Das Ganze sollte nicht länger als ein oder zwei Minuten dauern, und Sie sollten dabei nicht frösteln.
- Trocknen Sie sich anschließend nicht ab, sondern gehen Sie sofort ins Bett oder bewegen Sie sich in Naturfasern gekleidet so, dass Sie gut durchwärmt werden.

### Heilmittel

- Eines der klassischen Mittel bei Schweißausbrüchen ist *Salbei.* »Cur moriatur homo, cui salvia crescit in horto?« – »Warum stirbt der Mensch, wenn Salbei im Garten wächst?« Dieser Satz aus dem 14. Jahrhundert zeigt, dass die Pflanze, die den Begriff »heilen« (lateinisch »salvare«) schon im Namen trägt, im Mittelalter als Mutter der Heilkräuter galt. Am bekanntesten ist sie als Tee, und wie bei allen Teezubereitungen kann es eine besondere Verbindung zu den Heilkräften der Pflanze fördern, wenn Sie Pflanzen aus dem eigenen Garten nehmen, die Sie vielleicht selbst gesät und gepflegt, dann geerntet und getrocknet haben. Dies ist nicht jedem gegönnt, dann tut es auch gekaufter Salbeitee. Wichtig ist, dass er nicht heiß, sondern allenfalls lauwarm genossen wird.

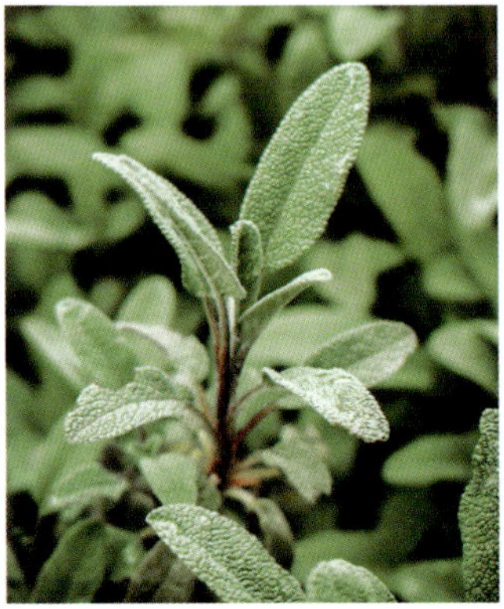

Salbei hat viele Heilwirkungen. In den Wechseljahren wird er oft bei Hitzewallungen eingesetzt.

- Gerade bei Schweißausbrüchen kann es gut sein, die betroffenen Körperregionen täglich mit einem Salbeisud abzuwaschen, dies kann Wunder wirken. Gut geeignet ist *Sagella® blau,* das als Intimwaschlotion gedacht ist, aber sehr gut zur Ganzkörperwaschung genommen werden kann. Natürlich gilt auch hier, dass der eigene Salbei aus dem Garten oder vom Balkon eine ganz andere Wirkung entfalten kann.
- Für alle, die den Geschmack oder Geruch nicht mögen, gibt es Salbei in Tablettenform *(Sweatosan®;* man nimmt 3-mal täglich 1 Tablette) oder auch als Spray zur äußeren Anwendung. Auch *Salvysat®* (Ysat Bürger®) als Filmtabletten (3-mal täglich 1 Tablette) oder Lösung (3-mal täglich 2 ml) ist sehr hilfreich.
- *Sambucus comp.* Globuli enthalten Holunder und gehören zu den klassischen Mitteln im Umgang mit zu viel Wärme. Besonders wirksam sind sie bei nächtlichem Schwitzen. Soweit nicht anders verordnet, lässt man 1- bis 3-mal täglich bis zweistündlich 5 bis 10 Globuli unter der Zunge zergehen.
- Weiterhin sind die bereits beschriebenen Phytotherapeutika wie *Cimicifuga* oder *Rhapontik-Rhabharber* sehr gut wirksam (siehe Seite 85ff.

und 87 ff.). Bei starken Beschwerden hat es sich sehr bewährt, die einzelnen Mittel zu kombinieren.

- Ebenso gibt es eine Reihe homöopathischer Präparate, die individuell abgestimmt werden müssen. Hier ist es sicher gut, eine erfahrene Homöopathin aufzusuchen. Bei einigen Frauen, deren Beschwerden von starkem Schwitzen mit Feuchtigkeitsbildung und anschließendem Frieren oder Frösteln geprägt sind, hat sich *Acidum sulfuricum D4* bewährt, von dem 2-mal täglich 5 Globuli oder immer bei Bedarf 5 Globuli eingenommen werden können. Alternativ können Sie auch höhere Potenzen bis zur D12 anwenden.
- Vor Kurzem ist die Palette der schulmedizinischen Behandlungsmöglichkeiten von Hitzewallungen (bzw. vasomotorischen Symptomen, wie es in der Zulassung heißt) um ein neu zugelassenes Präparat erweitert worden. Es handelt sich um den hormonfreien Wirkstoff *Fezolinetant,* der direkt an den an der Temperaturregulation beteiligten Rezeptoren im Gehirn (Hypothalamus) ansetzt und für moderate bis schwere vasomotorische Symptome zugelassen ist. Laut Studien werden diese deutlich reduziert, die Wirkung ist der von Placebo signifikant überlegen. Das Präparat ist verschreibungspflichtig. Weitere Aussagen über die Verträglichkeit und Zuverlässigkeit der Wirkung können erst nach eigenen Erfahrungen gemacht werden. Auf jeden Fall stellt es jedoch eine gute Option für Frauen dar, die unter Hitzewallungen sehr leiden und für die Hormone aus den verschiedensten Gründen nicht infrage kommen.

## Verändertes sexuelles Verlangen

Die allgemeinen Gesichtspunkte wurden weiter vorne schon geschildert (siehe Seite 47 ff.). Aus dem dort Gesagten geht hervor, dass Heilmittel allenfalls eine unterstützende, impulsierende Rolle spielen können, der eigentliche Antrieb aber aus dem eigenen Inneren kommt. Wichtig für das sexuelle Wohlbefinden ist eine gut durchblutete, geschmeidige Schleimhaut. Darauf wird in einem speziellen Kapitel noch eingegangen (siehe Seite 123 ff.). Bereits erwähnt wurden Bewegungstherapien, die den Unterleib zum Tanzen bringen (siehe Seite 69). Im Einzelfall kann auch eine anleitende Körpertherapie, bei der Frauen ihre Lustzonen neu oder erstmalig entdecken, diesen Bereich und damit das Verlangen neu beleben.

*Heilmittel können nur unterstützen*

*Beckenbodentherapie*

Eine der Nebenwirkungen einer Beckenbodentherapie, die primär bei Senkungsbeschwerden und Harninkontinenz empfohlen wird, ist eine erhöhte Sensibilität für diesen Bereich und eine bessere Sexualität. Gerade das *Cantienica®-Programm*, das sehr mit dem Wahrnehmen von Anspannungen und Entspannung arbeitet und nicht nur mit Muskeltraining, wirkt hier sehr gut (siehe auch Seite 72).

### Unterstützende Heilmittel

- Das bekannteste pflanzliche Aphrodisiakum ist die *Damianwurzel, Turnera diffusa*. Sie wurde schon von den indigenen Völkern Südamerikas eingesetzt. Verwendet werden Blüte und Blätter. Dieses Heilmittel ist kein Viagra®, das eine halbe Stunde vorher eingenommen wird, sondern entfaltet seine Wirksamkeit langsam, nach einem Zeitraum von vier bis sechs Wochen, dies ist wichtig zu wissen.
  In den letzten Jahren sind hier zusätzlich zum bewährten *Cefagil®* (3-mal täglich 1 Tablette) einige Fertigarzneimittel auf den Markt gekommen, und es existieren auch aussagekräftige Studien.[39]
- Auch den *Schisandra-Früchten* wird eine Stärkung des Verlangens zugeschrieben, die bei einem Blick auf die Früchte ohne Weiteres nachvollziehbar ist. Hier gibt es eine Reihe von Nahrungsergänzungsmitteln.
- Ebenso werden *Maca, Ginseng* und *Ginkgo* nicht nur allgemeine, sondern speziell auch diesen Bereich vitalisierende Wirkungen zugeschrieben.
- Weitere Hinweise finden Sie in dem Buch *Pflanzen der Lust*.[40]

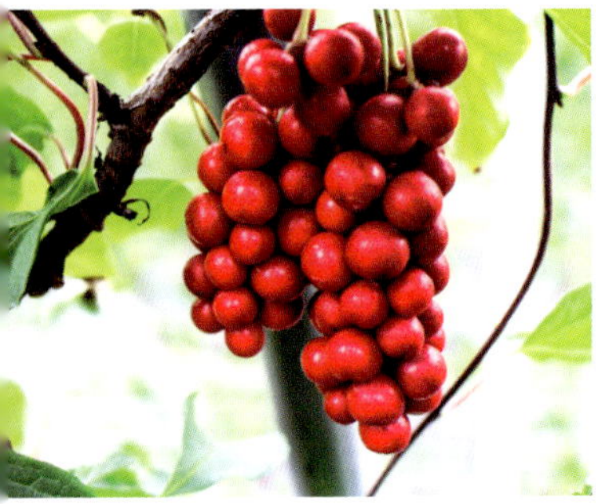

Beeren der Schisandra-Pflanze.

## Myome

*Häufigkeit und Größe*

Myome sind gutartige Vergrößerungen der Gebärmuttermuskulatur. Bei weit über der Hälfte aller Frauen kommt es im Laufe des Lebens zum Auftreten und Wachstum von Myomen. Diese können ganz klein sein (1 bis 2 cm), dann bezeichne ich sie gerne als Myomkerne, weil sie einfach nur da sind und keine klinische Bedeutung haben, das heißt, keine Beschwerden verursachen. Dies kann auch so sein, wenn sie größer (bis zu 4 oder 5 cm) sind. In ca. einem Drittel der Fälle können sie jedoch so groß werden oder so ungünstig lokalisiert sein, dass sie Probleme bereiten, wobei immer wieder auch große Myome (über 6 cm) auftreten, die die Frauen subjektiv nicht stören.

*abhängig vom Östrogeneinfluss*

Bekannt ist, dass Myome unter Hormon- und insbesondere Östrogeneinfluss wachsen, deshalb sind sie in der Zeit der relativen Östrogendominanz der Wechseljahre besonders häufig und symptomatisch. Letztlich aber ist die Ursache ihres Entstehens bis heute ungeklärt. Die verringerte Hormonproduktion während und nach den Wechseljahren lässt das Myomwachstum zum Stillstand kommen, bestehende Myome schrumpfen manchmal sogar.

*Zusammenhang mit ungelösten Lebensproblemen*

Bei einem Myom handelt es sich um normale Gebärmuttermuskulatur, die anfängt, sich an einigen Stellen zu vermehren und größer zu werden. Viele Frauen bringen dieses Wachstum mit ungelösten Lebensproblemen wie zum Beispiel einem unerfüllten Kinderwunsch in Zusammenhang. Dies ähnelt anderen Konzepten der Naturheilkunde, zum Beispiel der Traditionellen Chinesischen Medizin (TCM), die Myome als Ausdruck eines gestörten Energieflusses ansieht. Inwieweit dies auf sie zutrifft, darf jede Frau für sich selbst herausfinden.

Ich kenne eine Patientin, die jedem ihrer Myome die Erinnerung an ein nicht geborenes Kind zuordnen konnte und sie mit einer gewissen Liebe in sich trug. Sie erlebte es als grausam, als ihr ein Gynäkologe die operative Entfernung der Gebärmutter wegen und mitsamt diesen Myomen vorschlug.

In jedem Fall ist es beeindruckend, wie viel Energie ein Körper darauf verwenden kann, Myome zu erschaffen. In Einzelfällen können diese riesige Ausmaße annehmen, sodass sie das Erscheinungsbild einer Schwangerschaft im neunten Monat hervorrufen.

*mögliche Beschwerden*

Beschwerden können neben einer starken und schmerzhaften Monatsblutung ein diffuses Druckgefühl im Unterbauch oder ein Druck auf die Nachbarorgane wie Blase und Darm sein. In vielen Fällen stellen Myome jedoch einen Zufallsbefund im Ultraschall dar und sind nicht behandlungsbedürftig.

In früheren Jahrzehnten wurden viele unnötige Gebärmutterentfernungen vorgenommen, dies ist heute jedoch auch aufgrund der zur Verfügung stehenden Behandlungsoptionen nicht mehr der Fall. Dennoch erfolgen immer noch ca. 60 Prozent der ca. 95.000 pro Jahr durchgeführten Gebärmutterentfernungen aufgrund von Myomen. Inwieweit die Notwendigkeit für eine Operation vorliegt, sollten die betroffenen Frauen ganz alleine entscheiden, abhängig vom Ausmaß ihres subjektiv erfahrenen Beschwerdebildes.

*Myome junger Frauen*

Einen Sonderfall stellen die eher seltenen Myome bei jungen Frauen dar, sie können je nach Lage zu Schwierigkeiten beim Schwangerwerden oder beim Austragen eines Kindes bereiten. Aber auch hier gibt es Fälle, in denen eine Schwangerschaft problemlos in Nachbarschaft zu einem großen Myom ausgetragen wird.

In diesen schwierigen Einzelfällen bedarf es einer sorgfältigen Abstimmung, wie damit umzugehen ist. Myome sind immer gutartig und entarten nie, lediglich bei plötzlich aufgetretenen, sehr schnell wachsenden Myomen kann sich dahinter ein sogenanntes Sarkom verbergen, das aber extrem selten ist.

Interessant, aber noch wenig erforscht ist der Zusammenhang zwischen einer Schilddrüsenunterfunktion und Myomen, sowohl was ihr Auftreten als auch ihre Größe anbetrifft.[41]

## Behandlung

*Myome mit Ultraschall »beobachten«*

Da man bei der Erstentdeckung von Myomen häufig nicht weiß, wie lange diese schon bestanden und wie ihre Wachstumstendenz ist, hilft es, wenn man sie anfangs alle paar Monate im Ultraschall ansieht, um sie besser »kennenzulernen«. Ob und wie eine Behandlung gewünscht ist, liegt meist im Ermessen der einzelnen Frau in Abhängigkeit von ihren Beschwerden. Ein vollständiger Rückgang der Myome, wenn sie eine Größe ab ca. 4 cm überschritten haben, ist meines Wissens auch mit naturheilkundlicher Behandlung nicht zu erreichen.

*zahlreiche Behandlungsoptionen*

Es stehen zahlreiche Behandlungsoptionen zur Verfügung, deren Darstellung hier jedoch zu weit führen würde. Im Bereich der hormonellen Behandlungsmöglichkeiten gibt es heute antihormonelle Medikamente, die über einige Monate eingenommen zu einer Größenabnahme der Myome und zur Blutungsfreiheit führen. Sie können gut geeignet sein, um die Zeit bis zur letzten Blutung zu überbrücken oder für einige Zeit Ruhe in die Situation zu bringen.

Hierfür ebenfalls sehr gut geeignet ist die Hormonspirale, die zu einem deutlichen Rückgang von Stärke und Dauer der Blutung führt, zudem eine sichere Verhütung gewährleistet und für Frauen mit symptomatischen Myomen eine gute Behandlungsoption darstellt am Ende ihrer fruchtbaren Zeit.

Da diese Entscheidung eine höchst individuelle ist, haben die Krankenkassen im September 2017 ein Zweitmeinungsverfahren eingeführt, bei dem jede Frau vor einer geplanten Operation die Möglichkeit haben muss, eine andere Meinung einzuholen.

*einer Östrogendominanz entgegenwirken*

Myomzellen weisen mehr Östrogenrezeptoren auf als normale Zellen und wachsen dementsprechend unter Östrogeneinfluss. Deshalb sind alle beschriebenen Maßnahmen, einer Östrogendominanz entgegenzuwirken, natürlich auch bei Myomen hilfreich.

Naturheilkundlich gibt es eine ganze Reihe von Ansätzen, Myome am weiteren Wachstum zu hindern und die Beschwerden, insbesondere die starke Blutung, zu vermindern.

## Heilmittel

- *Berberis / Uterus comp.* in Form von Globuli oder Injektionen bringt Myome zwar nicht zum Schmelzen, kann aber nach einer Operation oder bei kleineren Myomen sehr gut weiteres Wachstum verhindern. Die zusammenziehende Kraft des Sauerdorns wird hier mit dem Organpräparat Uterus und einem Mistelpräparat verbunden. Bei größeren Myomen oder stärkeren Beschwerden sind Injektionen besser wirksam, dies sollte aber ärztlich begleitet werden. Sie können 1-mal täglich 5 bis 10 Globuli einnehmen. Injektionen erfolgen 2- bis 3-mal wöchentlich subcutan.
- Eingesetzt werden kann auch *Berberis / Urtica urens*. Bei einigen Frauen hilft es besser, eine starke Blutung einzudämmen (Dosierung: 3-mal täglich 5 Globuli).
- *Lebertee* zur Anregung des Stoffwechsels oder ein *krampflösender Tee* können ebenfalls hilfreich sein:

### Lebertee

Mariendistelsamen 30 g
Löwenzahnwurzel 30 g
Artischockenblätter 20 g
Pfefferminzblätter 20 g

Von dieser Mischung übergießt man über 4 bis 6 Wochen dreimal täglich 1 Teelöffel mit 200 ml kochendem Wasser, lässt das Ganze zugedeckt 7 Minuten ziehen und trinkt den Tee warm, schluckweise und mit Bedacht.

### *Krampflösende Frauenteemischung bei Myomen*

Brennnesselblätter 20 g
Blutwurzel, geschnitten 20 g
Edelgamander 20 g
Frauenmantelkraut 40 g
Hirtentäschelkraut 20 g
Mistelkraut 20 g
Schafgarbe mit Blüten 30 g
Silbermantelkraut 30 g

Auch bei diesem Tee übergießt man 1 Teelöffel der Kräutermischung mit 200 ml kochendem Wasser und lässt den Tee 7 Minuten zugedeckt ziehen. Anwendung bei Bedarf.

- In den letzten Jahren mehren sich Studien, die belegen, dass hochkonzentrierter *Grüntee-Extrakt* das Myomwachstum kontrollieren kann.[42] Hier stehen auch Fertigarzneimittel zur Verfügung, zum Beispiel *Tigovit Grünteekomplex,* von dem man 3-mal täglich 1 Kapsel mit einem Glas Wasser einnimmt, eine halbe Stunde vor oder anderthalb Stunden nach dem Essen, aber nicht auf nüchternen Magen.
- Eine *Mistelbehandlung* kann ebenfalls hilfreich sein, diese gehört jedoch in die Hände einer naturheilkundlich erfahrenen Ärztin.
- Auch durchblutungsfördernde Maßnahmen wie Luna Yoga®, Bauchtanz oder andere beckenbetonte Tänze können hilfreich sein. Die weiblichen Organe zu spüren, Lust und Sinnlichkeit zu wecken, eine aktive Sexualität – all das bringt die Energie im Becken wieder zum Fließen.
- Wärmende und durchblutungsfördernde Heilpflanzen sind *Damianablätter, Liebstöckel, Majoran, Basilikum, Beifuß* und *Ingwer,* die Sie als Gewürze verwenden können (dann allerdings in geringerer Dosierung) oder als Tee.

### Spezielle Ernährung bei Myomen

*Fasten- oder Entgiftungskur*

Eine *Fasten-* oder andere *Entgiftungskur* kann sinnvoll sein. Wer es gewöhnt ist, mit Säften oder Tee komplett zu fasten – wunderbar. Ansonsten empfehlen sich *Rohkostwochen* (in der warmen Jahreszeit), alternativ eine *Sieben-*

*Tage-Körnerkur* aus dem Reformhaus, bei der jeden Tag ein anderes Getreide gegessen wird, ergänzt durch frisches Obst und Gemüse, oder eine *Hirsekur*. Bei Letzterer sollten Sie für ca. eine Woche nur Hirse mit Gemüse oder Obst (zwei Drittel zu einem Drittel) essen. Je nach Vorliebe und Geschmack können Sie dies salzig oder süß zubereiten. Auch eine *Darmreinigung* nach F.X. Mayr ist sehr sinnvoll.[43]

*Getreidekuren und Darmreinigung*

Viele naturheilkundliche Richtungen empfehlen die *Reduktion von Milchprodukten und tierischen Fetten*. In heutigen Zeiten kommt zu dieser allgemeinen Empfehlung die Tatsache dazu, dass viele *Fleischprodukte* aus konventioneller Herstellung hohe Hormonkonzentrationen haben.

Die Rezepte der *Myom-Schrumpfkur*[44] orientieren sich am Vollwert-Prinzip. Naturbelassene pflanzliche Lebensmittel aus heimischem Anbau bilden dabei die Grundlage: »Wir berücksichtigen das saisonale Angebot und raten, Öko-Produkte zu wählen. Wir empfehlen Frischkost mit viel Gemüse, Obst, Nüssen und Samen, um den Organismus zu entgiften, Vollkornprodukte, um die Insulinausschüttung zu reduzieren, und Lebensmittel, die den Östrogenstoffwechsel ausgleichen.«[45]

*Myom-Schrumpfkur*

## Veränderung von Haut und Haar

Neben der Gewichtszunahme machen den meisten Frauen die trockenere Haut und/oder die dünner werdenden Haare zu schaffen. Auch hier gilt, dass diese Veränderungen normal und altersgerecht sind und ihnen mit entsprechenden kosmetischen und unterstützenden Maßnahmen begegnet werden kann. Ohne das Klischee, dass wahre Schönheit von innen kommt, überstrapazieren zu wollen, sehe ich immer wieder strahlend schöne ältere Frauen in meiner Praxis, die gepflegt, aufrecht und beschwingt durch den Tag gehen und durch ihre gewinnende Art das Augenmerk auf anderes richten als auf Falten und vielleicht dünner gewordene Haare. Sie verbrauchen keine unnütze Energie, mit unabänderlichen Dingen zu hadern oder gegen sie wirkungslos anzugehen.

*altersgerechte Veränderungen*

Das altersgemäße Dünnerwerden der Haare kann natürlich durch äußere Faktoren verstärkt werden wie Stress, Nährstoffmangel insbesondere von Eisen, Zink, Vitamin D und Kieselsäure, Flüssigkeitsmangel oder auch Schilddrüsenprobleme. Eine diesbezügliche Regulierung ist in den entsprechenden Kapiteln beschrieben (siehe Seite 31, 100 f., 62 f. und 130 f.).

*Verstärkung durch äußere Faktoren*

*Folge sinkender Hormonspiegel*

Auch eine trockenere und spröde Haut sowie die Abnahme des straffenden Unterhautfettgewebes ist altersbedingt und eine Folge der sinkenden Hormonspiegel. Hinzu kann das zeitweise Übergewicht von männlichen Hormonen kommen, das zu einer unreinen Haut und unerwünschtem Haarwachstum führen kann.

Bei der Haut kann mit entsprechenden Pflegeprodukten einiges ausgeglichen werden. Eine reichliche Flüssigkeitszufuhr und viel Bewegung an frischer Luft unterstützen eine gut durchblutete und belebte Haut. Eine der besten Vorbeugemaßnahmen der Hautalterung ist der *Nikotinverzicht* bereits in jungen Jahren.

Im Gegensatz zu anderen Mitteln nicht verschreibungspflichtig, aber sehr gut wirksam zur Anregung des Haarwachstums ist das belebende *Rosmarin-Haarwasser (Belebendes Haar-Tonikum,* Weleda).

Unser Haar reagiert übrigens mit einer Latenzzeit von ca. drei Monaten auf starke Veränderungen im Körper. So kann es zwei bis drei Monate nach einer Schwangerschaft, einer starken Grippe, dem Ab- oder Ansetzen von Medikamenten oder auch einem Klimawechsel zu einem starken Haarausfall kommen, der sich von selber wieder gibt und keinen Krankheitswert hat.

Auch *Kieselsäure* in ihren unzähligen Zusammensetzungen und Zubereitungsformen hat eine stärkende Wirkung auf Haut, Bindegewebe, Haare und Nägel.

*Hautpflege und ausreichende Flüssigkeitszufuhr*

Unsere Haut profitiert neben gutem Sonnenschutz in jungen Jahren natürlich von Pflege und ausreichender Flüssigkeitszufuhr. An Pflegeprodukten haben *hyaluronsäurehaltige Cremes* die beste Wirkung, da durch sie Wasser gebunden wird und die Haut straffer aussieht. Ähnliches gilt für *östrogenhaltige Hautcremes,* die sogenannte Hormonkosmetik.

## Heilmittel

- Bei Akne-Problemen bewähren sich in der Pubertät sehr häufig die stoffwechselregulierenden *Akne-Kapseln* von Wala (morgens 1, abends 2 Kapseln mit etwas Flüssigkeit einnehmen), die auch im Gegenpol der Wechseljahre sehr erfolgreich sein können, gerne verstärkt durch eine Kombination mit *Hepatodoron®* (1- bis 3-mal täglich 1 bis 2 Tabletten gut zerkaut vor dem Essen einnehmen).
- Bei eher durch ein Übergewicht männlicher Hormone bedingtem Haarausfall in den Wechseljahren gut wirksam ist das verschreibungspflich-

tige *Minoxidil,* das jedoch ca. drei Monate benötigt, um seine volle Wirkung zu entfalten.

Über die Schleimhautpflege von Scheide und Venusbereich erfahren Sie das Wichtigste im nächsten Kapitel.

## Scheidengesundheit

### Vaginale Trockenheit und Blasenbeschwerden

*zunehmende Verletzlichkeit der Schleimhaut*

Etwa 75 Prozent der Frauen entwickeln in den Jahren nach der letzten Blutung eine Trockenheit der Scheide, die mit einer zunehmenden Verdünnung und Verletzlichkeit der schützenden Schleimhaut einhergeht. Dies kann dauerhaft Probleme bereiten oder sich nur in bestimmten Situationen bemerkbar machen. Häufig treten erste Schwierigkeiten beim eindringenden Geschlechtsverkehr auf, die Scheidenschleimhaut ist dünn und rissig und kann sich nicht weiten, sodass es zu einem unangenehmen Gefühl, Schmerzen oder sogar Blutungen kommen kann. Der Verkehr ist nur schwer oder gar nicht oder nur schmerzhaft möglich.

Eine weitere Folge sind Schwierigkeiten, den Urin zu halten (Inkontinenz), und Beschwerden der Blase, da auch die Schleimhaut der Blase und Harnröhre sich verändert. Oft steht hier ein wundes, gereiztes Gefühl der Blase im Vordergrund.

*subjektive Beschwerden und objektiver Befund*

Interessant ist in diesem Zusammenhang, dass subjektive Beschwerden und objektiv feststellbarer Befund oft sehr auseinanderklaffen. So gibt es Frauen, deren Scheide gut durchblutet und feucht aussieht, die aber subjektiv über starke Reizung klagen. Bei anderen wirkt die Scheide trocken und rissig, ohne dass Beschwerden wahrgenommen werden. Wie bei vielen Erscheinungen der Wechseljahre ist auch hier das subjektiv geäußerte Beschwerdegefühl der Frau in den Vordergrund zu stellen.

Therapeutisch gibt es mehrere Stufen, die je nach Bedarf kombiniert werden können.

### Heilmittel

- Für einige Frauen ist eine *Gleitcreme* auf medizinischer oder natürlicher Basis während des Verkehrs völlig ausreichend.
- Diese verbessert die Situation jedoch nur für den Moment, sodass häufig eine dauerhafte Pflege der Scheidenschleimhaut notwendig wird. Dafür steht heute neben natürlichen Mitteln wie Ölen (zum Beispiel einfaches *Oliven-Öl* oder *Granatapfel-Öl* von Weleda, siehe unten) eine Reihe von Pflegecremes und Zäpfchen auf Hyaluronsäurebasis zur Verfügung, sogenannte Feuchtcremes (zum Beispiel *Vagisan Feuchtcreme* oder *KadeFungin® Befeuchtungsgel)*. In vielen Fällen ist ein regelmäßiges Eincremen damit völlig ausreichend. Die Spanne reicht hier von täglich über einmal pro Woche bis hin zu »bei Bedarf«. Welches Präparat genau in welcher Häufigkeit angewendet werden sollte, ist von Frau zu Frau verschieden und muss schlicht ausprobiert werden.
- Oft ist damit eine Besserung, aber kein wirklich gutes Schleimhautbild zu erreichen, sodass ein Versuch mit *Hormoncremes* oder *-zäpfchen* sinnvoll sein kann. Diese sind auf Östriol-Basis hergestellt und werden so gut wie nicht vom Körper aufgenommen, sodass sie ihre sinnvolle Wirkung nur im Bereich der Scheiden- und Blasenschleimhaut entwickeln. Gerade bei Frauen mit dauerhafter Reizblase und Inkontinenzbeschwerden können sie eine große Hilfe sein. Viele Frauen kombinieren zum Beispiel eine einmal in der Woche angewendete Hormoncreme mit Feuchtcremes an zwei weiteren Tagen und können so eine gute und angenehme Scheidengesundheit erreichen.
- Ist eine entzündliche Komponente mit dabei, hat sich das sehr angenehm duftende *Majorana Vaginalgel* (Wala) hervorragend bewährt. Neben ihren durchblutungsfördernden, durchwärmenden Eigenschaften haben die darin verwendeten Kräuter auch eine direkte Wirkung gegen Bakterien und Pilze.
- *Rosmarinus / Prunus comp. Gel* von Wala hilft, zum Beispiel nach der Morgentoilette angewandt, die Durchblutung zu verbessern, und ist sehr gut bei Juckreiz geeignet.
- Am Abend kommen dann eine rotkleehaltige Intimpflegecreme, *Rheum rhaponticum D2 Salbe* (Weleda) oder eine *Sanddorncreme* dazu.
  In einer Fallserie mit 48 Patientinnen zeigte sich Rheum-rhaponticum-Salbe in den Konzentrationen 0,1 % (D2) und 0,4 %, äußerlich ange-

wendet bei postmenopausaler Atrophie der labialen und vaginalen Schleimhaut mit Trockenheit, Brennen oder Engegefühl, als wirksam und sehr gut verträglich.[46] Leider ist diese momentan nicht erhältlich.

- Ebenfalls östrogene Wirkungen hat der Granatapfel, leicht zu erkennen an seinem deutlich an Eierstöcke erinnernden Anblick beim Aufschneiden – nicht umsonst wird er auch Liebesapfel oder Apfel der Aphrodite genannt. *Regenerierendes Pflege-Öl Granatapfel* von Weleda hilft vielen Frauen. Es kann sowohl auf die Scheidenschleimhaut als auch auf die ganze Haut aufgetragen werden.

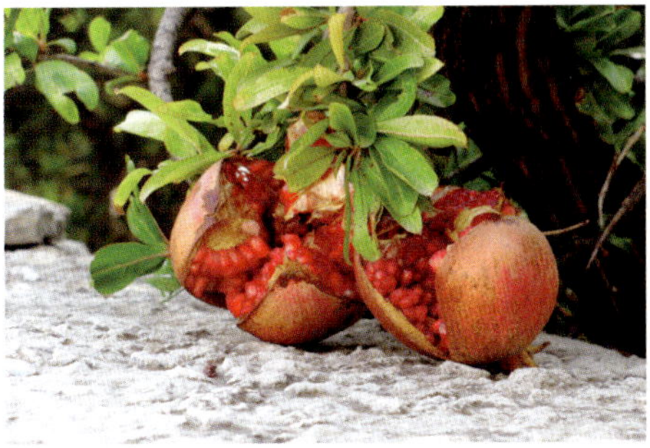

Der Granatapfel lindert Beschwerden von Haut und Schleimhäuten.

Für Frauen, die diesen Bereich aus unterschiedlichsten Gründen vielleicht vernachlässigt haben, kann es hilfreich und heilend sein, das Auftragen der Cremes mit einem Ritual und liebevollen Gedanken zu verbinden und so diesen Bereich nicht nur als Ursache von Schmerzen sehen zu lernen.

*Ritual und liebevolle Gedanken*

## Vaginales Mikrobiom

Durch den veränderten Östrogenspiegel kommt es zu einer Verringerung der Milchsäurebakterien und damit zu einer Veränderung der Flora und einer Abnahme des pH-Wertes der Scheidenschleimhaut. Dadurch kann die Schleimhaut anfälliger für Infektionen werden. Zu häufiges Waschen und intensive Intimhygiene können dies leicht verschlimmern und sind daher unbedingt zu meiden, ebenso wie aggressive Reinigungsmittel oder Duftstoffe.

*höhere Anfälligkeit für Infektionen*

Es gibt zahlreiche Präparate, die die Scheidenflora über den benachbarten Darm aufbauen wollen. Ihre Wirkung ist nicht ausreichend in Studien untersucht, aber im Einzelfall sehr gut.

Für eine gesunde Flora aus Lactobazillen (Milchsäurebakterien) gibt es eine Reihe von frei verkäuflichen Präparaten, die auch in jungen Jahren dem Körper dabei helfen, eine gesunde Scheidenflora und damit eine funktionierende Immunleistung aufrechtzuerhalten.

## Senkungsbeschwerden

Bei vielen Frauen treten in den Wechseljahren Beckenbodenprobleme in Form verschiedener Senkungszustände bis hin zum Prolaps (Vorfall) erstmals auf oder verstärken sich. Neben der veränderten Hormonwirkung liegt auch der Gedanke nahe, dass die oberen Wesensglieder nicht mehr wie von selber in diesen Bereich rhythmisch einfließen und er dadurch ein wenig aus dem Zusammenhang heraus und in die Schwere fällt (siehe auch Seite 36 ff.).

Viele Senkungen bereiten den Frauen erstaunlich wenig Beschwerden, andere machen sich schon trotz vergleichsweise geringer anatomischer Befunde durch verschiedene Formen der Harninkontinenz bemerkbar. Ein Druckgefühl nach unten oder auch Einschränkungen beim Wasserlassen oder Stuhlgang können auftreten.

*Verlebendigung des Beckenbodens*

Therapeutisch ist eine Verlebendigung und ein Wiedereinbezug des Beckenbodens in das Gesamtgefüge angezeigt, dies ist am besten durch Beckenbodengymnastik zu erreichen. Es gibt zahlreiche Programme und Formen, die regelmäßig durchgeführt alle eine gute Wirkung haben. Besonders hervorzuheben ist hier das *Cantienca®-Konzept,* das vor das muskuläre Training feine Wahrnehmungsübungen und Haltungskorrekturen setzt, weit über den Beckenboden hinausgeht und den ganzen Körper positiv beeinflusst. Über das Internet können Sie ausgebildete Cantienica®-Therapeutinnen in Ihrer Nähe finden.[47]

*kontinuierliches, regelmäßiges Üben*

Ob Sie alleine mit Beckenbodengymnastik anfangen oder sich für den Beginn professionelle Anleitung suchen, entscheiden Sie nach Ihren Bedürfnissen. Unabdingbar jedoch ist kontinuierliches, regelmäßiges Üben, das nur Sie alleine machen können. Einige Programme haben neben großen Übungen zahlreiche kleine integriert, die sich im Alltag in vielen Momenten durchführen lassen.

Eine deutliche Nebenwirkung von guter Beckenbodengymnastik und einem wiederbelebten Beckenboden sind verfeinerte und stärkere Wahrnehmungen und Fähigkeiten im Intimleben, was von vielen Frauen sehr begrüßt wird.

### Heilmittel

- *Senecio comp.,* das bindegewebsstärkendes Jakobskreuzkraut in Verbindung mit durchwärmendem Kupferarsenit und ebenfalls bindegewebsmodulierendem Zinn enthält, kann die Wirkung der Beckenbodenbelebung und Bindegewebsstärkung sehr unterstützen. Normalerweise nimmt man 1- bis 3-mal täglich 5 bis 10 Globuli. Ich persönlich lehne es jedoch ab, dieses Heilmittel alleine zu verschreiben, sondern gebe es nur zur Unterstützung einer Ich-geführten Beckenbodenstärkung (siehe die obigen Ausführungen).

- Eine nicht nur den Beckenboden belebende äußere Anwendung ist ein *Öldispersionsbad* mit 10 %igem *Citrus-Öl* (siehe auch Seite 73 f.).

### Die U-Übung der Heileurythmie

In besonderer Weise stärkend ist die sogenannte heileurythmische U-Übung für den Unterleib.

- Legen Sie die Hände auf den Unterleib, als wollten Sie die unteren Bauchpartien mit den flachen Händen »ergreifen«.
- Drücken Sie die Füße und Beine fest aneinander und spannen Sie die Gesäßmuskulatur an.
- Gehen Sie im Verlauf von etwa drei bis fünf Sekunden auf die Zehenspitzen hoch und führen Sie im gleichen Maß die Hände auf dem Leib entlanggleitend nach rechts bzw. links außen oben (siehe die Skizze).
- Gehen Sie dann wieder in die Ausgangsposition zurück.
- Wiederholen Sie dies zehnmal.
- Am besten führt man diese Übung morgens und abends mit je zehn Wiederholungen durch.

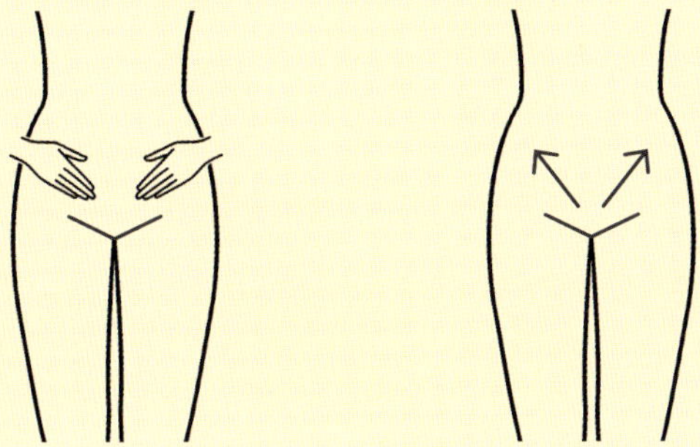

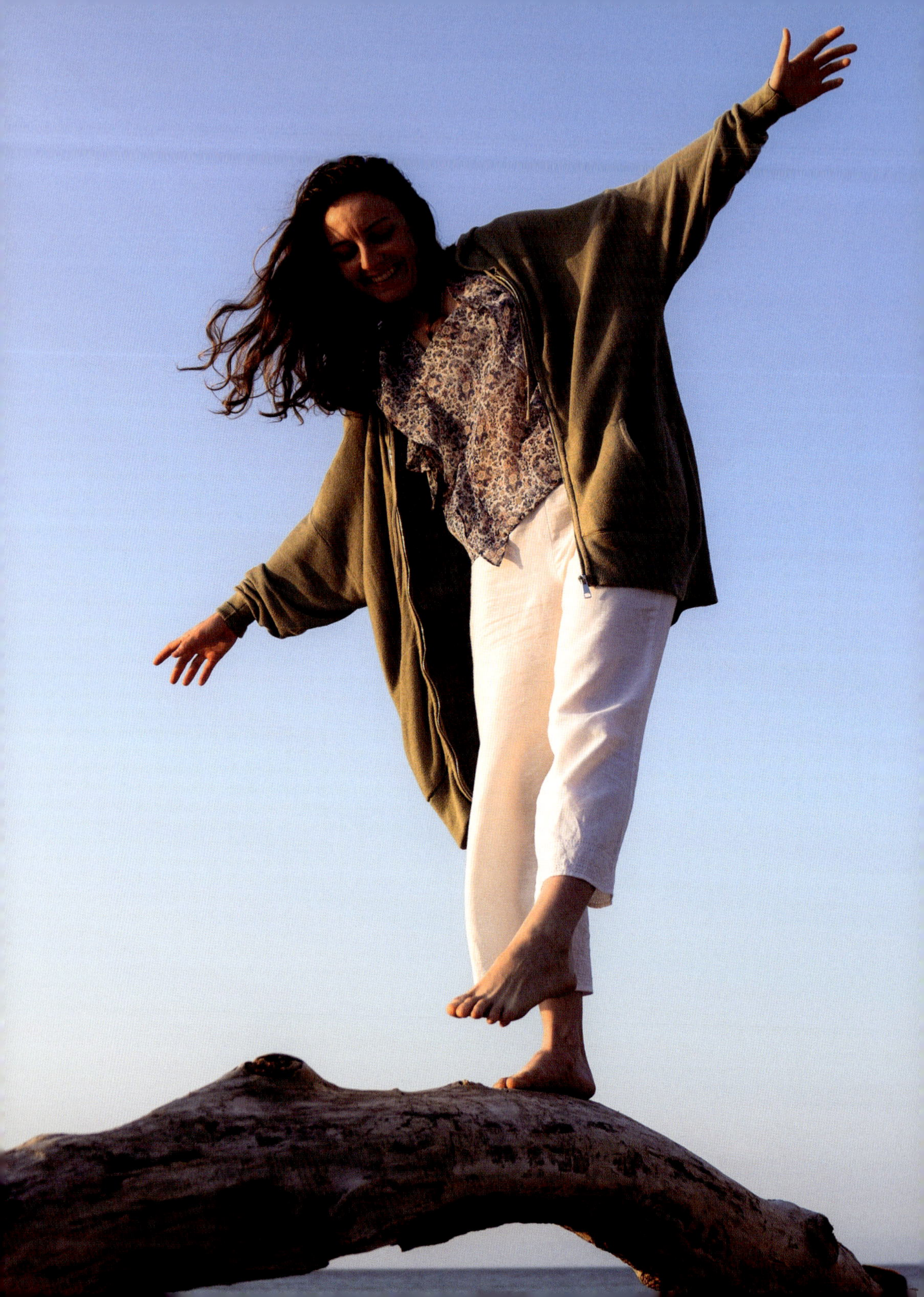

## Wechseljahre und Hirnstoffwechsel

Da Hormone anders als viele andere Stoffe die sogenannte Blut-Hirn-Schranke passieren können, haben sie einen großen Einfluss auf unseren Hirnstoffwechsel.

*Konzentrations- und Gedächtnisstörungen*

Die Befunde zur Hirnfunktion in und nach den Wechseljahren sind sehr uneinheitlich und oft auch widersprüchlich. Es steht wohl fest, dass es in Zeiten größerer Hormonschwankungen zu Konzentrationsstörungen und Schwierigkeiten mit dem Gedächtnis kommt, dies scheint sich jedoch nach dem Finden eines neuen Gleichgewichts wieder zu normalisieren. Vielleicht ist dies ein wenig vergleichbar mit dem Bild des Gehirns pubertierender Jugendlicher, vor dem ein Schild steht mit der Aufschrift »Wegen Umbau geschlossen«.

Auch die für das Gedächtnis, das Gefühlsempfinden und die Stressregulierung zuständigen Hirnregionen – Amygdala, Hippocampus und Gyrus cinguli – sind betroffen. Die Nervenzellen in diesen Arealen enthalten Rezeptoren, an denen die Sexualhormone andocken und ihre Wirkung entfalten können.

Untersuchungen zu Hitzewallungen konnten zeigen, dass diese mit vorübergehenden Durchblutungsveränderungen im Frontalhirn (Vorderhirn) verbunden sind, durch die es teils auch zu temporären Konzentrationsstörungen kommen kann.

Ein besonders interessanter Aspekt im Zusammenhang mit dem Hirnstoffwechsel besteht darin, dass bestimmte Areale des präfrontalen Cortex (einer Region im vorderen Bereich des Gehirns), die eher von Leidenschaft und Neugierde geprägt sind als von Vernunft und Kontrolle, durch die Hormonschwankungen der Wechseljahre stärker aktiviert werden. Der Aufbruch zu neuen Ufern kann hier also ein anatomisches Korrelat finden.

*neues Gleichgewicht und Normalisierung*

Das Wissen, dass es nach einer Umbruchphase und dem Finden eines neuen Gleichgewichts zu einer Normalisierung kommt, empfinden viele Frauen als beruhigend, die darüber klagen, sich manchmal an einfachste Dinge nicht mehr erinnern zu können oder Termine, die sie früher mühelos jongliert haben, durcheinanderzubringen. Dies wird auch als »Gehirnnebel« bezeichnet, wodurch die Vorstellung gestärkt wird, dass es sich nur um eine vorübergehende Durchblutungsstörung handelt, die sich wieder bessern und nach den Wechseljahren dauerhaft verschwinden wird, gleichsam wie morgendliche Nebelschwaden, die durch unsere Gehirnlandschaft ziehen und sich dann auflösen.

*Alzheimer-Demenz*

Die Befürchtung, das Absinken des Östrogenspiegels stehe mit einer erhöhten Disposition zur Alzheimer-Demenz im Zusammenhang, scheint sich nach neueren Studien eher nicht zu bestätigen.

### *Heilmittel*

- In Apotheken oder auch im Internet wird eine Fülle von Präparaten unterschiedlichster Pflanzenwirkstoffe angeboten: *Ginseng, Ginkgo, Enzyme, Coenzym Q, Algenbestandteile* und einiges mehr. Allen gemein ist, dass hierzu keine belastbaren Studien existieren. Mein Rat auch hier: Probieren Sie es aus. Ich habe immer wieder einzelne Patientinnen, die von bestimmten Präparaten sehr profitieren. Machen Sie sich selber auf die Suche und haben Sie dabei bitte im Hinterkopf, dass viele im Internet angebotene Präparate von ihren Inhaltsstoffen her nicht wie Arzneimittel geprüft und daher mit Vorsicht zu genießen sind.
- Vermehrte Durchblutung ist immer auch ein Resultat vermehrter *Bewegung*, so nimmt es nicht wunder, dass regelmäßiger Sport auch einen hervorragenden Einfluss auf den Hirnstoffwechsel hat.
- Den Abbau von Nervenzellen können wir durch neue Verschaltungen auffangen, das heißt: *Jede Fertigkeit, die ich neu lerne, stärkt mein Gehirn.* Da kann es schon ausreichend sein, bestimmte Dinge einfach anders zu tun, rückwärts zu gehen, ein Gedicht rückwärts aufzusagen oder als Rechtshänderin Dinge mit der linken Hand zu tun. Es gehört gerade zu den größten Errungenschaften des Menschen, Dinge, die man tut, unter Umständen auch anders machen zu können.[48]

## Schilddrüse und Wechseljahre

Mit der Schilddrüse, so Rudolf Steiner, hat der Mensch »ein Werkzeug, um lebendigen Anteil zu nehmen an den Dingen der Welt«.[49] Durch sie tritt die Seele in unseren Körper.

*höhere Anfälligkeit von Frauen*

Frauen sind nicht nur im Allgemeinen deutlich (um 15 Prozent) anfälliger für Schilddrüsenerkrankungen als Männer, diese Erkrankungen treten gerade in Phasen hormoneller Veränderungen und damit Veränderungen im Wesensgliedergefüge gehäuft auf. In der Zeit um die Wechseljahre haben 25 Prozent der Frauen Schilddrüsenprobleme.

Die Östrogenkonzentration im Blut hat auch Einfluss auf die Schilddrüsenfunktion. Da die Symptome einer Schilddrüsenstörung wie Unruhe, Antriebslosigkeit, depressive Verstimmungen, Gewichtszunahme, Herzsensationen (siehe Seite 138 f.) und Zyklusstörungen denen der Wechseljahre ähneln können, ist es immer ratsam, eine Schilddrüsenfunktionsstörung mithilfe einer einfachen Blutuntersuchung (TSH) auszuschließen. Gerade in der Prämenopause kann es sinnvoll sein, leichte Schilddrüsenfunktionsstörungen mit pflanzlich-anthroposophischen Heilmitteln zu regulieren, da die Hormone aller Organsysteme zusammenhängen. Suchen Sie sich hier eine naturheilkundlich versierte Hausärztin.

*Symptome einer Schilddrüsenstörung*

## Osteoporose (verminderte Knochendichte)

In Deutschland hat etwa ein Viertel aller Menschen im Alter über 50 Jahre eine Osteoporose. Das sind ungefähr 7,8 Millionen Menschen. Im Alter über 50 erleidet eine von zwei Frauen einen Knochenbruch wegen Osteoporose. Zwischen 50 und 60 Jahren hat mindestens jede sechste bis siebte Frau (über 15 Prozent) Osteoporose. Bei den über 70-Jährigen betrifft es über 45 Prozent, also fast die Hälfte.

Der Knochenschwund nach den Wechseljahren (postmenopausale Osteoporose) ist hormonell mitbedingt: Die weiblichen Sexualhormone (Östrogene) regulieren die Bildung und Wirkung von Calcitonin und Vitamin D. Diese beiden Hormone sind für den Knochenaufbau wichtig.

*beweglich bleiben!*

Auch für die Knochen und besonders für sie gilt: *Bleibe beweglich!* Ein gesundes Verhältnis zwischen Knochenaufbau und -abbau ist wichtig, ein starrer, förmlich »zementierter« Knochen bricht ebenso leicht wie ein dünner poröser.

Es gibt interessante statistische Zusammenhänge zwischen Depressionen und Osteoporose, das heißt, Frauen mit Depressionen haben oft deutlich brüchigere Knochen.[50] Umgekehrt weisen in deutschen Hausärztinnenpraxen wegen Osteoporose behandelte Patientinnen häufiger Depressionen auf.[51] Dieser Zusammenhang zwischen Depression und Osteoporose ist lange bekannt und leuchtet ein. Fehlt bei Ersterer die seelisch-geistige Aufrichtekraft, so ist das bei Letzterer im Leib der Fall. Für beide Krankheitsentitäten ist deshalb Bewegung einer der wichtigsten Gegenspieler. Bewegungen am Widerstand, vor allem an dem der Schwerkraft, sind hier wichtig.

Da der Knochen wie erwähnt unter Vitamin-D-Einfluss aufgebaut wird, ist

Vitamin D

ein guter Vitamin-D-Spiegel, zu erreichen durch Bewegung in der Sonne, also in der Natur, ideal.

### Besondere Ernährungsempfehlungen

Wichtig ist eine kalziumreiche Ernährung. Besonders ideale Kalziumlieferanten sind die folgenden Lebensmittel: Mandeln (auch Mandelmus), Chiasamen (aber nur gemahlen!), Sesammus, Brokkoli, Trockenfrüchte und grüne Blattgemüse (zum Beispiel in Form von grünen Smoothies).

kalziumreiche Ernährung

Durch die Nahrungsaufnahme ist eine ausreichende Zufuhr von Kalzium meist zu realisieren. Zum Beispiel werden mit dem täglichen Verzehr von zwei kleinen Bechern Joghurt (300 g), zwei Scheiben Hartkäse (50 bis 60 g) und einem Glas Milch (200 ml) etwa 1000 mg Kalzium aufgenommen. Das Trinken von einem Liter kalziumreichen Mineralwassers mit mehr als 300 mg Kalzium pro Liter liefert weitere 300 mg.

Gleichzeitig sollten Lebens- und Genussmittel, die die Kalziumaufnahme beeinträchtigen können, gemieden oder nur selten und in geringen Mengen verzehrt werden. Dazu zählen Fleisch und vor allem Wurstwaren, Kaffee und schwarzer Tee, alkoholische Getränke und Softdrinks (Cola, Fanta usw.).

### Heilmittel

- Schüßler-Salze können als Kur in allen Stadien der Osteoporose helfen:
  *1. Woche: Calcium phosphoricum D12,* 2-mal täglich 1 Tablette.
  *2. Woche: Calcium fluoratum D12,* 2-mal täglich 1 Tablette.
  *3. Woche: Silicea D6,* 2-mal täglich 1 Tablette.
  *4. Woche:* Pause, dann wieder vorn beginnen.[52]
- *Agaricus comp. / Phosphorus* (Weleda; 1- bis 3-mal täglich 5 bis 10 Tropfen mit Wasser verdünnt einnehmen) und *Cerussit D8* (Weleda; 2-mal wöchentlich bis 1-mal täglich 1 ml subcutan injizieren) bzw. *Plumbum silicicum D12* (Weleda; bis zu 2-mal täglich 1 Messerspitze Pulver einnehmen) kann man anwenden, um den gesunden Knochenstoffwechsel anzuregen, die erhaltenden Kräfte zu stärken und somit die Gefahr einer osteoporotischen Fraktur zu vermindern.
- Die grundsätzliche Frage, ob Nahrungsergänzungsmittel oder gesunde Ernährung der bessere Weg ist, muss auch hier ganz klar mit Letzterem beantwortet werden. Gerade die ungezielte Aufnahme von Kalzium

kann vor allem bei einer Überdosierung eine Reihe unerwünschter Wirkungen nach sich ziehen, zumal für einen geregelten Einbau in die Knochen noch andere Mineralien wichtig sind. Deshalb sind Nahrungsergänzungsmittel nur dann zu empfehlen, wenn eine ausreichende Aufnahme über Lebensmittel nicht gelingt, und auch dann nur vorübergehend.

*gesunde Mitte im Seelisch-Geistigen*

Der anthroposophische Arzt Matthias Girke empfiehlt in seinem Lehrbuch zur inneren Medizin, auch im Geistig-Seelischen eine gesunde Mitte zwischen Brüchigkeit und zu starker Verfestigung zu suchen mithilfe der sogenannten Nebenübungen: Gedankenkontrolle, als zweite Stufe: Initiative der Handlungen, als dritte Stufe: Überwindung von Lust und Leid, die vierte Stufe heißt Positivität, die fünfte Stufe: Unbefangenheit, die sechste Stufe: Harmonie der vorigen fünf Stufen.[53] Gerade in Umbruchzeiten kann dies sehr stabilisierend wirken und gleichzeitig den Blick darauf öffnen, wie die Zukunft gestaltet werden will.

## Nebenübungen

- ***Gedankenkontrolle:*** Versuchen Sie möglichst jeden Tag, den Fluss der Gedanken für ein paar Minuten zur Ruhe kommen zu lassen, beispielsweise indem Sie sich auf einen einfachen Gegenstand konzentrieren.
- ***Initiative der Handlungen:*** Führen Sie jeden Tag, vielleicht immer zu einer festen Uhrzeit, eine kleine, völlig unbedeutende Handlung durch, die Sie sonst normalerweise nie getan hätten. Eine solche Handlung kommt dann aus reiner Willenskraft, wodurch diese gestärkt wird.
- ***Überwindung von Lust und Leid:*** Versuchen Sie sich in Momenten starker Gefühle wie Angst, Traurigkeit und auch Freude nicht von Ihren Gefühlen überwältigen zu lassen. Damit fördern Sie Ausgeglichenheit und Gelassenheit.
- ***Positivität:*** Versuchen Sie in allem, was Ihnen begegnet, etwas Gutes und Schönes zu entdecken. Ziel ist dabei nicht, Negatives zu übergehen oder gar gutzuheißen, auch nicht, es nur zu kritisieren, sondern es mit positiven Impulsen zu überwinden und wenn möglich zu verbessern.
- ***Unbefangenheit:*** Gehen Sie auf alles Neue unvoreingenommen, neugierig und offen zu.
- ***Harmonie:*** Wenn Sie die vorangegangenen fünf Eigenschaften über eine längere Zeit üben, stellt sich wie von selbst eine innere Harmonie ein.[54]

## Gelenkbeschwerden

Unser Östrogenspiegel hat großen Einfluss darauf, wie viel Wasser der Körper speichert. Dies wiederum wirkt sich auf die Versorgung der Gelenkinnenhäute und Gelenkknorpel mit Wasser und Nährstoffen aus. Durch einen Östrogenmangel kommt es im Gelenk leichter zu Entzündungen, und der Knorpel wird anfälliger für Abnutzung.

Natürlich treten in diesen Jahren oft auch andere Krankheiten auf, die mit Gelenkbeschwerden einhergehen, wie Rheuma oder Arthrose, diese müssten ärztlich ausgeschlossen werden.

*Selbstmassage mit Öl*

Bei kleineren Gelenken, zum Beispiel an den Fingern, hilft oft schon eine Selbstmassage mit *Pfefferminz-* oder *Rosmarin-Öl*. Pfefferminz-Öl kühlt, wenn sich das Gelenk warm anfühlt und geschwollen ist. Wirkt das Gelenk steif, lindert Rosmarin-Öl dies, indem es die Durchblutung anregt.

### Spezielle Ernährungsempfehlungen

*entzündungshemmende Lebensmittel*

Zu den entzündungshemmenden Lebensmitteln zählen unter anderem Paprika, Brokkoli, Ananas, Beeren und Zitrusfrüchte. Bei Gelenkschmerzen sollten Sie zudem öfter zu Nüssen, dunkler Schokolade, Spinat und Kurkuma greifen, da sie schmerzlindernde Inhaltsstoffe enthalten.

### Heilmittel

- Zu Anfang der Bewegung ist das Gelenk (häufig die Schulter) steif und schmerzt, bei fortgesetzter Bewegung lassen die Schmerzen in kurzer Zeit nach. In diesem Fall gibt es ein sehr bewährtes Mittel: *Rhus toxicodendron*. Von der D6 (DHU) können Sie 1- bis 3-mal täglich 1 Tablette nehmen, in akuten Fällen auch halbstündlich bis stündlich 1 Tablette. Sie sollten jedoch nicht mehr als 6 Tabletten pro Tag einnehmen. Wenn Sie Globuli bevorzugen, lassen Sie 1- bis 3-mal täglich 5 Globuli unter der Zunge zergehen oder bei akuten Schmerzen halbstündlich bis stündlich 5 Globuli. Diese Anwendung sollte nicht öfter als 6-mal am Tag erfolgen. Auch *Bryonia* (Weleda) kann hilfreich sein, von der D8 nimmt man beispielsweise 3-mal täglich 5 Globuli.
- In den letzten Jahren mehren sich Studien und Erfahrungen, dass der im Gewürz Curcuma enthaltene Wirkstoff *Curcumin* eine sehr gute Wir-

kung auf durch Arthrose bedingte und auch andere Gelenkbeschwerden hat. Sie können ihn als Gewürz einsetzen oder als Fertigpräparat in höherer Dosierung.

### *Äußere Anwendungen*

Gegen Gelenkschmerzen helfen vor allem der Kohl- und der Quarkwickel.

#### *Kohlwickel bei Gelenkschmerzen*

- Verwendet werden die äußeren Blätter von Wirsing oder Weißkohl. Klopfen Sie die Kohlblätter mit einem Fleischklopfer oder rollen Sie eine Glasflasche so fest darüber, dass Flüssigkeit austritt. Die Unterlage sollte dabei nicht aus Holz sein, damit der Saft nicht aufgesaugt wird.
- Legen Sie die Kohlblätter auf die betroffenen Stellen und befestigen Sie sie mit einem Tuch oder einer Damenstrumpfhose.

#### *Quarkwickel bei Gelenkschmerzen*

- Breiten Sie ein Tuch aus und streichen Sie den zimmer- bis handwarmen Quark in der Größe des zu behandelnden Bereichs ca. 1 cm dick darauf.
- Schlagen Sie die Ränder des Tuches von allen Seiten ein.
- Bei Bedarf kann auf die Anwendungsseite (die einlagige Stoffseite) der Quarkpackung eine Essenz (zum Beispiel Arnika-Essenz) aufgeträufelt und durch vorsichtiges Verstreichen verteilt werden.
- Wenn Sie einen warmen Wickel anlegen möchten, können Sie das Quarkpäckchen nun mit einer Wärmflasche auf Körpertemperatur bringen. Füllen Sie die Wärmflasche nicht mit zu heißem Wasser, damit das Eiweiß des Quarks nicht gerinnt.
- Legen Sie die Quarkpackung mit der einlagigen Stoffseite auf die betroffene Stelle und umhüllen Sie sie mit einem Zwischen- und einem Außentuch.
- Wenn sich der Quark unangenehm warm anfühlt, können Sie den Wickel entfernen.
- Anschließend können Sie die Haut mit lauwarmem Wasser abwaschen und abtrocknen.

Ob Sie einen eher kühlen oder eher wärmenden Wickel brauchen, hängt davon ab, ob es eine entzündliche Komponente im betroffenen Gelenk gibt. Wenn Sie unsicher sind, probieren Sie einfach aus, welche der beschriebenen Maßnahmen Ihnen am besten hilft.
Eine ausführlichere Anleitung, weitere Hinweise und auch Anleitungsfilme finden Sie auf www.pflege-vademecum.de.

***Paraffinbad***

- In einem kleinen Handtauchbecken wird Paraffin erhitzt (auf ca. 60 °C).
- Die Hände werden in das Wachs getaucht und anschließend an der Luft abgekühlt.
- Dies wird mehrmals wiederholt, bis sich ein »Wachshandschuh« gebildet hat.
- Danach folgt die Bewegungstherapie: Der »Handschuh« wird abgestreift und das warme, weiche Paraffin geknetet. Dies bewirkt eine gute Durchblutung und Mobilisierung der Hände.

## Herz-Kreislauf-Erkrankungen

Frauen erkranken vor den Wechseljahren deutlich seltener an Herz und Kreislauf, holen dann aber ab 50 auf, und im Alter unterscheidet sich die Rate bei Frauen und Männern nicht wesentlich. Ob das, wie jahrzehntelang immer wieder beschrieben, tatsächlich an der schützenden Wirkung der Hormone liegt oder ob der altersbedingte Anstieg bei Frauen durch eine etwas gesündere Lebensweise einfach später kommt, ist Gegenstand kontroverser Diskussionen.

*Wegfall des gesundend wirkenden Rhythmus des Zyklus*

Ein wesentlicher Punkt ist sicher der Wegfall eines bis dahin gesundend wirkenden Rhythmus durch den Zyklus, der allem Anschein nach einen stabilisierenden Einfluss auf die sogenannten rhythmischen Organe hat. Eine Umverteilung der körpereigenen Fette spielt auch eine Rolle. Der Anteil der schützenden Fettsäuren nimmt ab, derjenige der schädlichen zu. Das führt zu einer zunehmenden Verkalkung und einem Brüchigwerden der Gefäße mit den bekannten Folgen von Herzinfarkt und Schlaganfall und oft auch zu einer Blutdruckerhöhung, das Risiko hierfür soll sogar doppelt so hoch sein wie vor den Wechseljahren.

Beachtenswert ist, dass ein hoher Blutdruck häufig zufällig festgestellt wird, da er zunächst keinerlei Probleme verursacht. Nicht selten wird er zunächst im Rahmen der jährlichen Krebsvorsorge in der frauenärztlichen Praxis entdeckt. Deshalb ist es von Vorteil, den Blutdruck in dieser Zeit des Umbruchs öfter mal zu messen.

*Bluthochdruck wird oft zufällig bemerkt*

### Blutdruckwerte

- 120/80: optimaler Blutdruck. Alle Organe werden bestens versorgt.
- 130/90: normaler Blutdruck. Die Werte sollten regelmäßig kontrolliert werden.
- 140/90: hoch-normaler Blutdruck. Bei Risikofaktoren (Alter, Rauchen, erhöhte Cholesterinwerte, Fettleibigkeit, Vorerkrankungen) sollten Sie unbedingt einen Arzt bzw. eine Ärztin zu Rate ziehen.
- 160/100: milder Bluthochdruck. Zumeist treten noch keine Schäden an den Endorganen auf, trotzdem sollten Sie sich unbedingt ärztlich behandeln lassen.
- 180/110: mäßiger Bluthochdruck. Es kommt zu Plaquebildungen in den größeren Gefäßen, leichten Nieren- und Herzbeschwerden, Veränderungen an der Netzhaut.
- Über 180/110: starker Bluthochdruck. Es entstehen schwere Organschäden, die zu Folgeerkrankungen wie Herzinfarkt, Nierenversagen oder Schlaganfall führen können.

Aus dem bereits Gesagten geht hervor, dass die schon bekannten Lebensstilfaktoren Ernährung und Bewegung auch hier die entscheidende Rolle spielen. Der Wert einer gesunden Ernährung zum Beispiel in Form der sogenannten Mittelmeerdiät (siehe die folgende Seite) sei hier noch einmal betont.

Gefäßschützende Lebensmittel sind neben dem gut bekannten Knoblauch Omega-3-Fettsäuren-reiche Fische, gesunde pflanzliche Öle, insbesondere kalt gepresstes Lein-Öl.

*gefäßschützende Lebensmittel*

Um den Wegfall des bisher regelmäßigen Zyklus zu kompensieren, ist es ganz entscheidend, einen neuen eigenen Rhythmus zu finden. Wenn die Kräfte nachlassen, ändert sich der Erholungsbedarf, und der Energie-Ruhephasen-Rhythmus verschiebt sich hin zu kürzeren Anstrengungs- und längeren Erholungsphasen. Viele Frauen müssen auch das Wechselspiel zwischen nach

*neuen Rhythmus finden*

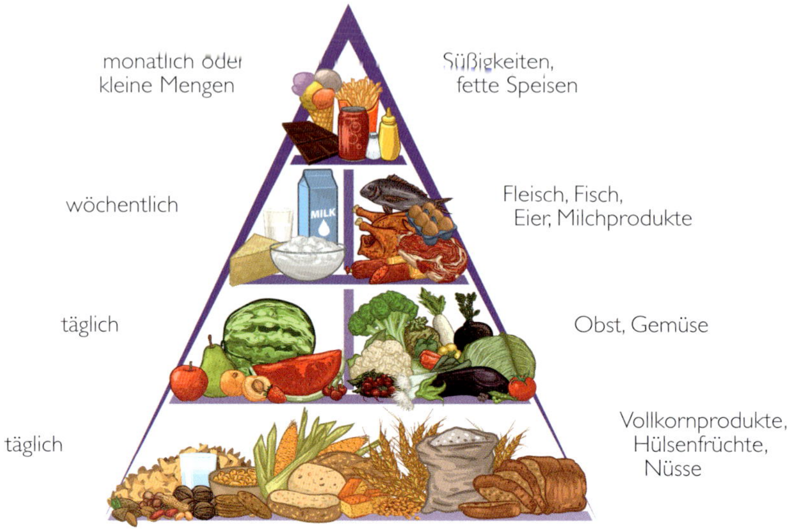


Die sogenannte Ernährungspyramide der Mittelmeerdiät macht deutlich, in welchen Mengen die verschiedenen Lebensmittel anteilmäßig genossen werden sollten.

innen gerichteten und nach außen wirkenden Tätigkeiten, von dem Tun für sich und dem für andere neu überdenken und gestalten.

*Herzsensationen*

Eine Besonderheit der Wechseljahre sind die sogenannten Herzsensationen, plötzlich aus dem Körper aufsteigendes heftiges Schlagen des Herzens, oft im Zusammenhang mit Hitzewallungen, besonders im Kopfbereich. Diese können Frauen, die sie zum ersten Mal erleben, sehr verunsichern und zu sogenannter Herzangst oder Panikattacken führen. Das Gute dabei ist, dass sie meist nur kurz andauern und dann folgenlos wieder vorbeigehen.

### Heilmittel für Herz und Kreislauf

- *Cardiodoron®*, eine Mischung aus Eselsdistel, Primel und dem schwarzen Bilsenkraut, ist eines der beliebtesten Mittel zur Regulierung des Herz-Kreislauf-Systems. »Dorone« (was man als »Geschenke« übersetzen kann) sind sogenannte Typenmittel, die dem Körper das Bild des gesunden Organsystems vor Augen führen und so nicht nur therapeutisch, sondern auch prophylaktisch zum Einsatz kommen können. *Cardiodoron®* kann also bei beginnenden Beschwerden oder leichter Dysregulation eingesetzt werden. Als willkommene Nebenwirkung reguliert es oft den Schlaf. Man nimmt davon 1- bis 3-mal täglich 15 bis 20 Tropfen ein.

- *Cimicifuga comp.* ist ein Präparat aus der oben beschriebenen Traubensilberkerze kombiniert mit Bryophyllum und den herzwirksamen Mitteln Primel und Onopordum. So ist es gegen Hitzewallungen gepaart mit Herzsensationen und Schwindel besonders wirksam. Meist nimmt man 1- bis 3-mal täglich 10 bis 20 Tropfen vor den Mahlzeiten in etwas Wasser verdünnt ein.
- *Spongia / Aurum / Pulsatilla comp.* (Wala; Spong. D9, Testa ovi D9, Sacch. cand. D9, Aur. met. D9, Sep. D6, Puls. D4) ist bei wechseljahresbedingten Beschwerden mit Schilddrüsenfunktionsstörungen indiziert, besonders bei Hysterie und Stimmungsschwankungen in den Wechseljahren. Die gewöhnliche Dosierung beträgt 3-mal täglich 5 Globuli.
- Ganz ähnlich wirkt *Aurum / Stibium / Hyoscyamus.* Besonders bewährt hat es sich bei plötzlichen massiven Herzsensationen. Auch hiervon nimmt man 3-mal täglich 5 Globuli.

## Stimmungsschwankungen und Dünnhäutigkeit

Die sogenannten Stimmungsschwankungen machen vielen Frauen am meisten zu schaffen.

*höhere Verletzlichkeit*

Zahlreiche Frauen beschreiben ihren Zustand in den Wechseljahren als dünnhäutig. Sie reagieren sehr sensibel auf Kränkungen und Belastungen und können sich dem häufig nur durch eine erhöhte Reizbarkeit erwehren. Auch wenn sie kognitiv erkennen, dass bestimmte Bemerkungen vielleicht scherzhaft oder nicht böse gemeint sind oder beispielsweise die mangelnde Mithilfe der pubertierenden Kinder ein ganz normaler Vorgang ist, fühlen sie sich doch leicht angegriffen, verletzt und mit einer angemessenen Reaktion überfordert. Selbst der Humor, der sonst so hilfreich ist, kommt ihnen in dieser Zeit oft abhanden. Die Tränen sitzen dicht unter der Oberfläche und steigen häufig in vergleichsweise harmlosen Situationen auf.

Hier ist es wichtig, sich ähnlich wie beim prämenstruellen Syndrom klarzumachen, dass diese Reaktionsweisen ein Stück weit normal und zu den Wechseljahren gehörig sind. »Ich erkenne mich gar nicht wieder« kann ja auch heißen, ich verändere mich und entdecke neue Seiten an mir.

*sachliche Betrachtung der Gefühlswallungen*

Hilfreich ist, sich den eigenen Gefühlswallungen sachlich gegenüberzustellen und sie sich einfach anzuschauen. So verlieren sie ihren allumfassenden, zur Verzweiflung führenden Charakter. Nun können sie in ein Verhältnis zur Ausgangssituation gestellt werden, man kann sie als nachvollziehbare, wenn auch starke oder überschießende Reaktion eines leicht in Wallung zu bringenden Gefühlslebens einordnen und sich in Ruhe überlegen, wie der beste Umgang damit aussehen könnte.

Schutzmantel-Meditation

Neben äußeren Anwendungen, die diese »dünn gewordene Haut« schützen, wird eine *Schutzmantel-Meditation* als sehr wirksam beschrieben, bei der Sie sich morgens vor einem anstrengenden Tag imaginativ einen blauen Schutzmantel umlegen, angelehnt an die bei Mariendarstellungen vorkommende Schutzmantelmadonna. Hier gibt es wunderbare Gemälde, die frau sich als Postkarte auf den Nachttisch legen kann.

### Äußere Anwendungen

- Ein wunderbares Mittel kann hier *Solum-Öl* sein, das sich in einer Ganzkörpereinreibung gleichsam wie eine zweite Haut um den Körper legt und so wie ein wärmender Mantel vor äußeren Einflüssen schützt.
- Ein zweites wunderbares Mittel ist ein *Öldispersionsbad* mit *Gold-Rose-Lavendel-Öl* (siehe auch Seite 73 f.).

### Heilmittel

- *Melissa / Sepia comp.*: Sepia als klassisches homöopathisches Frauenmittel für angestrengte, zur Selbst(über)forderung neigende Frauen in Kombination mit der beruhigenden Melisse und der ausgleichenden Kamille ist gerade bei nervösen, gereizten, depressiven Zuständen sehr gut wirksam, hilft aber in vielen Fällen auch Hitzewallungen zu vermindern oder ganz zum Verschwinden zu bringen. Sie können davon 3-mal täglich 5 Globuli nehmen.
- *Ignatia comp.* ist ein ähnlich zusammengesetztes Mittel, das aber als Hauptbestandteil die Ignatiusbohne enthält und eher für verzweifelte, aber genauso nach außen gehende Gemütszustände geeignet ist. Es kann auch sehr gut in der Zeit des prämenstruellen Übergangs eingesetzt werden. Auch hiervon nimmt man 3-mal täglich 5 Globuli.

## Depression

In den Wechseljahren ist das Risiko, an einer Depression zu erkranken, 2,5-fach erhöht, jedoch lassen sich auch hier keine eindeutigen Zusammenhänge zwischen Hormonstatus und Depression feststellen, sodass es wohl eher die biografische Situation ist, die neue Fragen stellen lässt, deren Beantwortung die Depression zu umgehen weiß.

*keine eindeutigen Zusammenhänge*

Nach den Wechseljahren, in der Postmenopause, sinkt die Häufigkeit von Depressionen wieder und ist genauso hoch oder niedrig wie bei Männern, während sie vorher deutlich höher war.

Es gibt auch eine Reihe von interessanten Untersuchungen, die zeigen, dass Ärztinnen bei Patientinnen im entsprechenden Alter viel häufiger eine Depression diagnostizieren als bei Männern im gleichen Alter mit identischen Symptomen.

*häufigere Diagnose bei Frauen*

Ein schönes Beispiel dafür und für die komplexe Wechselwirkung zwischen Hormonen, Lebensumständen und Psyche ist folgendes: Eine Patientin Ende 40 kam zu mir wegen unregelmäßig werdender Blutung, was sie sehr bedrohlich fand. Auf die Frage, wie es ihr ginge, brach sie in Tränen aus und sagte, es sei ganz furchtbar, es sei ihr schon vorher schlecht gegangen, jetzt aber habe der Hausarzt noch eine Depression diagnostiziert und sie müsse nun Antidepressiva nehmen. Da ich bei der langjährig bekannten Patientin bis dahin keine Neigung zu depressiven Verstimmungen hatte feststellen können, fragte ich nach. Sie erzählte, dass sie mit einer dreiviertel Arbeitsstelle und der Versorgung ihrer beiden pubertierenden Kinder und des Haushalts bisher gerade so gut klargekommen sei. Jetzt aber sei ihr Vater in einer mehrere Stunden entfernt liegenden Stadt schwer erkrankt und liege im Sterben. Sie müsse sich als einzige Tochter um alles kümmern und ihn versorgen. Hinzu komme, dass sie bisher ein eher schlechtes Verhältnis gehabt hätten, was sich durch die Situation nun bessere, sodass sie lange, gute Gespräche führen würden, die sie auf der Heimfahrt sehr beschäftigten. Sie sei komplett überlastet, könne nachts nicht mehr schlafen, weil sie alles nicht mehr auf die Reihe kriegen würde und das Gefühl hätte, sie bräuchte viel mehr Raum für ihren Vater.

*Überlastung*

Relativ schnell ließ sich klären, dass keiner aus der Familie, inklusive ihr selber, auf die Idee gekommen war, sie könne aufgrund der zusätzlichen Belastung häusliche Aufgaben abgeben oder bei der Arbeit kürzertreten. Sie sprach nun mit ihrem Mann und ihren Kindern, die durchaus bereit waren, ihr zu helfen, achtete auf sich, fuhr mit der Bahn statt mit dem Auto zu ihrem Vater, um in Ruhe ihren Gedanken nachhängen zu können, und gönnte sich ein freies Wochenende im Monat, um in Ruhe auszuschlafen. Mit ihrem Arbeitgeber vereinbarte sie unbezahlten Urlaub, als es auf den Tod des Vaters zuging. So stabilisierte sie sich schnell – auch ohne Antidepressiva. Auch der Zyklus wurde wieder regelmäßiger.

Was eine Therapie betrifft, wurden in den Kapiteln über Ernährung und Bewegung schon einige Hinweise gegeben (siehe Seite 63 und 68f.). Eine Überprüfung bzw. Regulation des Schilddrüsenstoffwechsels ist grundsätzlich notwendig. Ob eine Psychotherapie angezeigt ist, hängt vom Ausmaß der Beschwerden und dem Willen ab, sich seinen Lebensthemen zu stellen.

*Hilfe durch Ruhe und Abstand oder durch Aktivierung?*

Sehr wichtig bei Depressionen oder depressiven Verstimmungen ist es in jedem Fall herauszufinden, was in der jeweiligen Situation mehr nottut: ausreichend Ruhe und Abstand von den Anforderungen des Lebens oder eine gewisse Aktivierung herunter von der Couch, um sich dem Leben zu stellen. So habe ich immer wieder Frauen beobachtet, die aufgrund eines Burnouts mit begleitender Depression über Monate und teilweise Jahre krankgeschrieben waren, ohne dass sich an ihrer Situation was veränderte. So notwendig zunächst die Ruhe und der Rückzug von allem waren, so sehr kehrte sich das nach einigen Monaten um, weil nach der Erholung eine Phase des Angehens der Probleme hätte kommen müssen, die dann ausblieb.

*»reibungsloses Funktionieren«*

Andererseits gibt es in der psychotherapeutischen Begleitung immer wieder Frauen, deren ganzes Sein auf reibungsloses Funktionieren ausgerichtet war und die so über Jahre hinweg über ihre Grenzen gelebt haben. Hier wird das Ausmaß der Störung oft erst langsam deutlich. Dann ist es ein schwieriger Prozess, klarzumachen, dass sie lange Zeit zur Heilung benötigen und nicht nach vier Wochen wieder in ihr altes Leben zurück können.

### Unterstützende Heilmittel

- Ob eine *Hormongabe* zur Besserung einer Depression führt, ist mehr als umstritten und kann sicher nur eine Begleitung sein. Dabei sollte vor allem das natürliche 17-ß-Östradiol eingesetzt werden, das das absinkende körpereigene Östradiol ersetzt. Nur für dieses wurde eine positive Beeinflussung der Psyche nachgewiesen.
- *Aurum / Apis regina comp.* (Wala): Die Mischung aus leuchtend gelbem Johanniskraut, Gold und der durchwärmenden Kraft der Biene hellt die

Stimmung quasi schon beim Ansehen auf und kann gerade bei vorübergehenden leichten depressiven Verstimmungen Wunder wirken (Dosierung: 3-mal täglich 5 bis 10 Globuli).

- *Bryophyllum Argento cultum* ist ein nach speziellem Verfahren hergestelltes Mittel aus der schon Goethe sehr beeindruckenden Keimzumpe und Silber, dem Metall der Reproduktionsorgane schlechthin. Bei *Bryophyllum comp.* ist noch das Organpräparat Uterus zugesetzt. Diese beiden Präparate haben mehr stabilisierende und kräftigende Wirkung. Zudem helfen sie, seelische Impulse aus dem Körper zu lösen und dort anzusiedeln, wo sie hingehören. So hat dieses Mittel gleichzeitig eine beruhigende und aufhellende Wirkung. Sie können von *Bryophyllum Argento cultum* 2- bis 4-mal täglich 10 bis 15 Tropfen einnehmen, von *Bryophyllum comp.* 1- bis 3-mal täglich 5 bis 10 Globuli.
- *Lasea®* ist ein gut untersuchtes Phytotherapeutikum aus Lavendel, das ebenfalls eher beruhigend, entspannend und schlaffördernd wirkt und so die Stimmung positiv beeinflusst. Nehmen Sie davon 1-mal täglich eine Weichkapsel vor einer Mahlzeit oder dem Zubettgehen mit reichlich Flüssigkeit ein.

## Posttraumatische Belastungsstörung (PTBS)

Posttraumatische Belastungsstörungen sind natürlich keine Erscheinung der Wechseljahre, sondern begleiten die Frauen oft jahre- oder jahrzehntelang. Durch die oben beschriebenen Hormonschwankungen und die Dünnhäutigkeit treten sie aber leichter an die Oberfläche.

*Versagen von Kontrollmechanismen*

Zudem versagen in dieser Zeit die Mechanismen schneller, mit denen sie vorher unter Kontrolle gehalten wurden. So wurde eine Reihe von Frauen auf den Zusammenhang zwischen PTBS und Wechseljahresbeschwerden untersucht. Etwa jede fünfte berichtete von emotionaler Gewalt durch einen Beziehungspartner. Bei ihnen war das Risiko für Schlafprobleme um 36 Prozent, das für Nachtschweiß um 50 Prozent und das für Schmerzen beim Sex um 60 Prozent erhöht. Körperliche Gewalt hatten 15,7 Prozent erfahren. Sie litten ebenfalls signifikant häufiger unter nächtlichen Schweißausbrüchen. 18,9 Prozent der Studienteilnehmerinnen hatten sexuelle Übergriffe erlebt. Diese erhöhten die Anfälligkeit für vaginale Trockenheit, Irritationen und Schmerzen beim Geschlechtsverkehr.

In einer anderen Studie war das Risiko für Schlafstörungen mehr als verdreifacht, das für vasomotorische und vaginale Beschwerden etwa verdoppelt. Gewalterfahrungen scheinen die Suszeptibilität (die »Empfänglichkeit«) für starke Wechseljahresbeschwerden zu steigern, so die Autoren.[55]

*Östrogenspiegel und Angstentwicklung*

Genetische Analysen zeigten, dass besonders ein Gen (HDAC4) eine zentrale Rolle bei der Angstentwicklung spielt. Es wird in beängstigenden Situationen dann aktiv, wenn der Östrogenspiegel niedrig ist. Ist er hoch, bleibt das Gen trotz unschöner Erfahrungen eher inaktiv.

Das könnte man nutzen, so die Forscher, um nach traumatischen Ereignissen das Risiko für eine Posttraumatische Belastungsstörung zu verringern, indem man den Patientinnen Östrogene gibt.[56]

Selbstverständlich gehört eine Posttraumatische Belastungsstörung in die Hände einer Trauma-erfahrenen Psychotherapeutin. Es gibt auch eine Reihe von unterstützenden Heilmitteln, deren Darstellung hier jedoch den Rahmen sprengen würde.

*Unterleib ist oft Sitz der PTBS*

Als sehr hilfreich wird aber oft der *Sauerkraut-Beckenboden-Blasen-Wickel* empfunden, der den ganzen Unterleib, oftmals Sitz der Posttraumatischen Belastungsstörung, durchwärmt und belebt. So kann es sein, dass im Einzelfall bis dahin Verdrängtes zum Vorschein kommt. Dies ist insgesamt erwünscht, wichtig ist aber, dass beim Verdacht oder der Möglichkeit dafür eine Vertrauensperson in der Nähe oder erreichbar ist.

### *Sauerkraut-Beckenboden-Blasen-Wickel*

- Erhitzen Sie ca. 4 gehäufte Esslöffel rohes milchsäurevergorenes Sauerkraut etwa 15 Minuten lang in einem Topf, ohne es zu kochen.
- Legen Sie ein Badetuch horizontal und einmal gefaltet ins Bett und schlagen Sie es zusammen mit einem normalen Frotteehandtuch um eine gefüllte Wärmflasche.
- Legen Sie das Substanztuch (zum Beispiel ein Baumwolltuch von ca. 75 cm x 30 cm Größe) auf einen Tisch.
- Drücken Sie das Sauerkraut in einem Sieb mit einem Löffel aus und tragen Sie es auf die Mitte des Substanztuches in einer Größe von etwa 30 cm x 10 cm auf.
- Schlagen Sie die Seiten des Substanztuches auf allen Seiten ein.
- Entfernen Sie die Wärmflasche aus den Tüchern im Bett.
- Legen Sie das Frotteetuch senkrecht zum Badetuch auf das Bett.

- Die Patientin legt sich so auf die Tücher, dass die Hüftgelenke in der Mitte des Badetuches zu liegen kommen.
- Legen Sie die Sauerkrautpackung (Temperatur prüfen!) vom Anus über das Schambein bis auf das Blasen-Gebiet.
- Decken Sie die Auflage mit dem Frotteetuch ab, führen Sie die Beine zusammen und schieben Sie eine Knierolle oder ein Kissen unter die Knie. Das Badetuch wird um den Unterleib der Patientin gewickelt. Decken Sie die Patientin dann zu.
- Nach 30 Minuten bzw. bevor die Packung so abkühlt, dass sie als unangenehm empfunden wird, entfernt man das Substanzpäckchen und die Tücher.
- Es folgt eine 30-minütige Nachruhe.

*Achtung:* Bei Wunden im äußeren Genitalbereich darf der Wickel nur als Blasenwickel angewandt werden!
Dieser Wickel hilft auch bei Depressionen und Blasenproblemen.

Auch für diesen Wickel finden Sie eine genauere Anleitung und weitere Hinweise auf www.pflege-vademecum.de.

## Nachwort

Das Schreiben dieses kleinen Ratgebers hat mir viel Freude bereitet und mich darin bestärkt, wie sehr die Wechseljahre als Geschenk zu begreifen sind. Der Übergang von einem Lebensabschnitt in einen anderen ist Abschied und Neubeginn zugleich, und in diesem liegen so viele Chancen verborgen. Ein gelungener Abschied vom Alten birgt so viel Freude auf Neues, Positives – und das kann ein weisheitsvolles, gutes Altern durchaus sein, bei allen Problemen, die die körperliche Vergänglichkeit mit sich bringt. Dies umso mehr, wenn dieses Erdenleben auch mit der Verheißung auf ein neues endet.

# Anmerkungen

1 Johann Wolfgang von Goethe, *Wilhelm Meisters Wanderjahre,* Erstes Buch, Zweites Kapitel, »Der Lilienstängel«.
2 Siehe auch www.elsepannek.de.
3 M. Flint, »The Menopause. Reward or Punishment?«, in: *Psychosomatics,* 1975;16(4):161–3; doi: 10.1016/S0033-3182(75)71183-0. PMID: 1197605.
4 R. Röring, *Gedichte und Berichte aus fünf Kontinenten,* Tageszeitung-Journal zur Weltfrauenkonferenz, 1. Dezember 1994, Seite 60–62.
5 Siehe z.B. www.wsi.de/de/einkommen-14619-durchschnittlicher-rentenzahlbetrag-von-frauen-und-maennern-14916.htm.
6 Berufsverband der Frauenärzte e.V. Landesverband Niedersachsen, Pressemitteilung vom 3. September 2002, zitiert nach: arznei-telegramm 10 (2002), Jg. 33, Seite 97.
7 Siehe beispielsweise Susanne Hofmeister, *Mein Lebenshaus hat viele Räume. Die eigene Biografie verstehen und dem inneren Ruf folgen,* München [3]2019.
8 *Entspann dich, Deutschland!,* TK-Stressstudie 2021, Hamburg 2021.
9 A.C. Gore, V.A. Chappell, S.E. Fenton, J.A. Flaws, A. Nadal, »EDC-2: The Endocrine Society's Second Scientific Statement on Endocrine-Disrupting Chemicals«, in: *Endocrine Reviews,* Band 36, Nr. 6, Dezember 2015, Seite E1–E150; doi: 10.1210/er.2015-1010.
10 Natalia M. Grindler, Jenifer E. Allsworth, George A. Macones, Kurunthachalam Kannan, Kimberly A. Roehl, Amber R. Cooper, »Persistent Organic Pollutants and Early Menopause in U.S. Women«, in: *PLoS One,* 2015; 10 (1): e0116057; doi: 10.1371/journal.pone.0116057.
11 Rudolf Steiner, *Geisteswissenschaftliche Gesichtspunkte zur Therapie* (GA 313), Vortrag vom 13. April 1921, Dornach [5]2001, Seite 48.
12 S. Ellis, D.W. Franks, S. Nattrass, T.E. Currie, M.A. Cant, D. Giles, K.C. Balcomb, D.P. Croft, »Analyses of Ovarian Activity Reveal repeated Evolution of Post-Reproductive Lifespans in Toothed Whales«, in: *Scientific Reports* (8) 2018; doi: 10.1038/s41598-018-31047-8.
13 Julia Onken, *Feuerzeichenfrau. Ein Bericht über die Wechseljahre,* München [7]2014. Dies ist ein wunderbares Buch, das mittlerweile fast dreißig Jahre alt und damit aus einer Zeit ist, in der es noch keine reichhaltige Ratgeberliteratur oder ein Internet gab, in dem uns alle Informationen im Prinzip – wenn wir denn in der Lage sind, sie zu finden – zur Verfügung stehen. Es stellt einen tastenden, suchenden Weg dar, aus eigenem Erleben zu Fragen und Wissen zu kommen, der auch deswegen so berührend ist, weil er heute in dieser Form nicht mehr möglich wäre.
14 Allen B. Mallory, Amelia M. Stanton, Ariel B. Handy, »Couples' Sexual Communication and Dimensions of Sexual Functions: A Meta-Analysis«, in: *The Journal of Sex Research,* 56(7): 1–17, Februar 2019; doi:10.1080/00224499.2019.1568375.
15 Siehe z.B. Regina Heckert, *Frauen im Kommen. Der weibliche Weg zu sexuellem Glück. Selbstwertgefühl steigern, Beziehung pflegen, weibliche Lust entdecken: ein inspirierendes Buch über die Sexualität der Frau,* Bielefeld 2023.
16 Merkblatt *Mammographie-Reihenuntersuchung,* www.gaed.de/merkblaetter.
17 Christine Vetter, »Ernährung und Psyche – Essen: Ein Wechselspiel zwischen Kopf und Bauch«, in: *Dtsch Arztebl,* 2000; 97(43): A-2828 / B-2424 / C-2252.
18 Siehe https://adipositas-gesellschaft.de/ueber-adipositas/praevalenz.
19 »Distinguished Team leads Way on Gluten-related Disease«, in: *Scientist Live,* 24th March 2013, The University of Sheffield, www.scientistlive.com/content/25991.
20 Siehe z.B. *Deutsche Ärztezeitung* online am 17.10.11.
21 Joachim Czichos, »Wechseljahre: Rauchen heizt älteren Frauen ein«, https://www.wissenschaft-aktuell.de/artikel/Wechseljahre__Rauchen_heizt_aelteren_Frauen_ein1771015589895.html.
22 Rudolf Steiner, *Seelenübungen I* (GA 267), Basel [3]2018, Seite 87.

23 Lynn F. Cherkas, Janice L. Hunkin, Bernct S. Kato, J. Brent Richards, Jeffrey P. Gardner, Gabriela L. Surdulescu, Masayuki Kimura, Xiaobin Lu, Tim D. Spector, Abraham Aviv, »The Association between Physical Activity in Leisure Time and Leukocyte Telomere Length«, in: *Arch Intern Med.* 2008 Jan 28;168(2):154–8; doi: 10.1001/archinternmed.2007.39.

24 Siehe beispielsweise www.yogaeasy.de/artikel/die-wirkungen-von-yoga-auf-die-gesundheit.

25 Siehe z.B. Benita Cantieni, *Tigerfeeling. Das perfekte Beckenbodentraining für sie und ihn,* München $^{9}$2012.

26 Für die Empfehlungen der einzelnen in diesem Buch genannten Öle danke ich Beate Motte, Berlin.

27 P. Stute, L. Wildt, J. Neulen, »The Impact of Micronized Progesterone on Breast Cancer Risk: A systematic Review«, in: *Climacteric,* 2018 Apr;21(2):111–122; doi: 10.1080/13697137.20171421925.

28 E. Løkkegaard, L.H. Nielsen, N. Keiding, »Risk of Stroke with Various Types of Menopausal Hormone Therapies: A National Cohort Study«, in: *Stroke,* 2017 Aug;48(8):2266–69; doi: 10.1161/STROKEAHA.117.017132.

29 P.-Y. Scarabin, »Progestogens and Venous Thromboembolism in Menopausal Women: An Updated Oral versus Transdermal Estrogen Meta-Analysis«, in: *Climacteric,* 2018 Aug;21(4):341–45; doi: 10.1080/13697137.2018.1446931.

30 Sheila de Liz, *Woman on Fire. Alles über die fabelhaften Wechseljahre,* Hamburg $^{23}$2020.

31 A.O. Mueck, »Transdermales Östradiol und Progesteron. Die einzig bioidentische HRT, diskutiert auf dem NAMS-Kongress 2016«, in: *Gynäkologische Endokrinologie,* Ausgabe 1/2017, S. 65–72.

32 M. L'Hermite, »Bioidentical Menopausal Hormone Therapy: Registered Hormones (non-oral Estradiol ± Progesterone) are Optimal«, in: *Climacteric,* 2017 Aug;20(4):331–38; doi: 10.1080/13697137.2017.1291607.

33 A.O. Mueck, »Transdermales Östradiol und Progesteron. Die einzig bioidentische HRT, diskutiert auf dem NAMS-Kongress 2016«, in: *Gynäkologische Endokrinologie,* Ausgabe 1/2017, S. 65–72.

34 Siehe die S3-Leitlinie *Peri- und Postmenopause. Diagnostik und Interventionen,* www.awmf.org/service/awmf-aktuell/peri-und-postmenopause-diagnostik-und-interventionen.

35 A.M. Beer, »Update Cimicifuga racemosa – neue Erkenntnisse aus Wissenschaft und Forschung: Differenzierte Evidenz für Wirksamkeit und Sicherheit von Traubensilberkerzen-Arzneimitteln zur Behandlung klimakterischer Beschwerden«, in: *J Gynäkol Endokrinol,* 2014;24:6–10; B. Fessler, »Cimicifuga gegen menopausale Beschwerden«, in: *gynäkologie + geburtshilfe,* 26(2021): 60, https://doi.org/10.1007/s15013-021-4022-4.

36 Siehe Stefan Leber, *Der Schlaf und seine Bedeutung. Geisteswissenschaftliche Dimensionen des Un- und Überbewussten,* Stuttgart 1996.

37 K. Weidner, M. Beckermann, M. Neises, »Beschwerden in den Wechseljahren: Nicht nur eine Frage der hormonellen Situation«, in: *Dtsch Ärztebl,* 2016; 113(46): A-2101 / B-1747 / C-1729.

38 M. Reuter, M. Fassnacht, »Hormontherapie im Wandel der Zeit«, in: *Dtsch Med Wochenschr,* 2016; 141:161–164; doi: 10.1055/s-0041-109320.

39 A.R. Rotmann, N. Mordhorst, T. Klein, A. Kassen, »Nicht-interventionelle Studie zum Einfluss eines Damiana-Präparates auf die Verbesserung der Symptomatik des Mangels oder Verlusts von sexuellem Verlangen bei Frauen«, in: *Zeitschr Pyhtotherapie,* 2021;42(05):241–248; doi: 10.1055/a-1256-7034.

40 Jan-Dirk Fauteck, Gerd Jansen, *Pflanzen der Lust. Natürliche Potenzmittel zur Steigerung der Libido bei Mann und Frau,* Wien 2019.

41 *Eur J Obstet Gynaecol* 2014; doi:10.1016/j.ejogrb.2014.03.003.

42 E. Roshdy, V. Rajaratnam, S. Maitra, M. Sabry, A.S.A. Allah, A. Al-Hendry, »Treatment of Symptomatic Uterine Fibroids with Green Tea Extract: A Pilot Randomized Controlled Clinical Study«, in: *International Journal of Women's Health,* 2013 Aug 7:5:477–86; doi: 10.2147/IJWH.S41021.

43 Siehe www.mayr-kuren.de oder Irmgard Zierden, Peter Mayr, *F.X.-Mayr-Kur. Das Basis-Buch. Der Begleiter für Ihre persönliche Entgiftungskur*, Stuttgart ³2020.
44 Siehe Ingrid Gerhard, Barbara Rias-Bucher, *Myome selbst heilen. Richtig ernähren – die natürliche Alternative zu Pillen und OPs*, Murnau ²2020.
45 Ebd.
46 K. Jaggi, A. Kuck, F. Vilaghy-Ramstein, »Rheum rhaponticum – Heilpflanzenporträt und anthroposophisch-medizinische Anwendungserfahrungen in der Menopause«, in: *Der Merkurstab*, 2016;69(1):42–49.
47 Siehe auch z.B. Benita Cantieni, *Tigerfeeling. Das perfekte Beckenbodentraining für sie und ihn*, München ⁹2012.
48 Siehe z.B. Rudolf Steiner, *Nervosität und Ichheit. Stressbewältigung von innen*, Basel ⁵2020.
49 Rudolf Steiner, *Die Mission der neuen Geistesoffenbarung* (GA 127), Dornach ²1989, Vortrag vom 26. Februar 1911, Seite 112.
50 Siehe www.journalmed.de, 27.05.2009.
51 J. Drosselmeyer, K. Kostev, »Depressionsrisiko bei Osteoporose-Patienten in deutschen Hausarztpraxen«, in: *Monitor-Versorgungsforschung*, 3.4.2017, http://doi.org/10.24945/MVF.03.17.1866-0533.2017.
52 Empfehlung von *Natur und Medizin e.V.*
53 Matthias Girke, *Innere Medizin. Grundlagen und therapeutische Konzepte der Anthroposophischen Medizin*, Berlin ³2020.
54 Rudolf Steiner, *Die Nebenübungen. Sechs Schritte zur Selbsterziehung*, hrsg. von Ates Baydur, Basel ⁷2022.
55 C.J. Gibson et al., in: *JAMA Intern Med* 2018.
56 »Niedrige Östrogenspiegel begünstigen Posttraumatisches Belastungssyndrom«, in: *Dt. Ärzteblatt* vom 31. Januar 2017.

# Literatur


Cantieni, Benita, *Tigerfeeling. Das perfekte Beckenbodentraining für sie und ihn*, München ⁹2012

de Liz, Sheila, *Woman on Fire. Alles über die fabelhaften Wechseljahre*, Hamburg ²³2020

Fauteck, Jan-Dirk und Jansen, Gerd, *Pflanzen der Lust. Natürliche Potenzmittel zur Steigerung der Libido bei Mann und Frau*, Wien 2019

Gerhard, Ingrid und Rias-Bucher, Barbara, *Myome selbst heilen. Richtig ernähren – die natürliche Alternative zu Pillen und OPs*, Murnau ²2020

Girke, Matthias, *Innere Medizin. Grundlagen und therapeutische Konzepte der Anthroposophischen Medizin*, Berlin ³2020

Heckert, Regina, *Frauen im Kommen. Der weibliche Weg zu sexuellem Glück. Selbstwertgefühl steigern, Beziehung pflegen, weibliche Lust entdecken: ein inspirierendes Buch über die Sexualität der Frau*, Bielefeld 2023

Hofmeister, Susanne, *Mein Lebenshaus hat viele Räume. Die eigene Biografie verstehen und dem inneren Ruf folgen*, München ³2019

Leber, Stefan, *Der Schlaf und seine Bedeutung. Geisteswissenschaftliche Dimensionen des Un- und Überbewussten*, Stuttgart 1996

Mosconi, Lisa, *Das weibliche Gehirn. Länger leben, besser schlafen, Demenz vorbeugen – wie Frauen gesund bleiben*, Hamburg 2024

Onken, Julia, *Feuerzeichenfrau. Ein Bericht über die Wechseljahre*, München ⁷2014

Steiner, Rudolf, *Die Mission der neuen Geistesoffenbarung* (GA 127), Dornach ²1989, Vortrag vom 26. Februar 1911

–, *Die Nebenübungen. Sechs Schritte zur Selbsterziehung*, hrsg. von Ates Baydur, Basel [7]2022
–, *Geisteswissenschaftliche Gesichtspunkte zur Therapie* (GA 313), Vortrag vom 13. April 1921, Dornach [5]2001
–, *Nervosität und Ichheit. Stressbewältigung von innen*, Basel [5]2020
–, *Seelenübungen I* (GA 267), Basel [3]2018
Zierden, Irmgard und Mayr, Peter, *F.X.-Mayr-Kur. Das Basis-Buch. Der Begleiter für Ihre persönliche Entgiftungskur*, Stuttgart [3]2020

# Adressen

## Ärztinnen und Ärzte

**Gesellschaft Anthroposophischer Ärztinnen und Ärzte in Deutschland**
Herzog-Heinrich-Straße 18 | D-80336 München | Telefon (089) 716 77 76-0
www.gaed.de | info@gaed.de
Wenn Sie auf der Suche nach einer anthroposophischen Ärztin oder einem anthroposophischen Arzt sind, hilft Ihnen folgende Webseite weiter: www.gaed.de/arztsuche

**Gesellschaft für anthroposophische Medizin in Österreich**
Tilgnerstraße 3 | A-1040 Wien
www.anthromed.at | info@anthromed.at
Eine Liste anthroposophischer Ärztinnen und Ärzte finden Sie unter www.anthromed.at/anthroposophische-aerzte/.

**Vereinigung anthroposophisch orientierter Ärzte in der Schweiz**
Pfeffingerweg 1 | CH-4144 Arlesheim | Tel. (061) 705 75 11
www.vaoas.ch | info@vaoas.ch
Bei der Suche nach einer anthroposophischen Ärztin oder einem anthroposophischen Arzt hilft Ihnen die Webseite www.vaoas.ch/arzt-arztin-finden.

## Heileurythmie

**Berufsverband Heileurythmie**
Roggenstraße 82 | D-70794 Filderstadt | Tel. (0711) 77 99 723
www.berufsverband-heileurythmie.de | sekretariat@berufsverband-heileurythmie.de
Auf der Website www.berufsverband-heileurythmie.de können Sie unter dem Stichwort »Therapeutensuche« recherchieren, wo Sie in Ihrer Nähe eine Heileurythmistin oder einen Heileurythmisten finden.

**Heileurythmie Berufsverband Schweiz**
Oberer Zielweg 60 | CH-4143 Dornach | Tel. (061) 701 72 94
www.heileurythmie.ch | info@heileurythmie.ch
Eine Therapeutenliste ist unter www.heileurythmie.ch/therapeuten/therapeuten-liste/ zu finden.

## Biografiearbeit

**Berufsvereinigung Biografiearbeit auf Grundlage der Anthroposophie e.V.**
Köpenicker Straße 172 | D-10997 Berlin | Tel. (0441) 36 10 33 95
www.biographiearbeit.de | bvba@biographiearbeit.de
Auf der Website www.biographiearbeit.de leitet Sie das Stichwort »Biografieberater*in finden« zu einer Liste mit Biografiearbeiterinnen und Biografiearbeitern, die möglicherweise in erreichbarer Nähe für Sie sind.

**Österreichisches Institut für Biografiearbeit**
Sautergasse 25/24 | A-1160 Wien | Tel. (0680) 212 32 69
www.biografiearbeit.org | office@biografiearbeit.org

**Berufsverband Biografiearbeit Schweiz BBAS**
Tel. (079) 749 09 32 | www.biographiearbeit-bbas.ch

## Informationen zu Medikamenten und Anwendungen

*Wala:* www.walaarzneimittel.de
*Weleda AG:* www.weleda.de > Gesundheit > Arzneimittel > Wechseljahre
*DHU:* www.dhu.de
*Äußere Anwendungen:* www.pflege-vademecum.de
*Öldispersionsbäder:* www.jungebad.de

# Register

# Bildnachweis

*Shutterstock.com:* Titelbild (mimagephotography); S. 8/9 (Mangostar), S. 12 (Kirill Skorobogatko), S. 14/15 (Machekhin Evgenii), S. 20 (PeopleImages.com – Yuri A), S. 24/25 (Nata-Snow), S. 30 (Valentyn Volkov), S. 40/41 (Inside Creative House), S. 56/57 (Roberto Valz), S. 68 (mimagephotography), S. 86 (MaskaRad / Kazakova Maryia), S. 88 (Darryl Sleath), S. 90/91 (anselmus), S. 128 (danirevis), S. 138 (EreborMountain). – Die Grafik auf S. 52 stammt aus: *Krebs in Deutschland 2003–2004. Häufigkeiten und Trends,* hrsg. vom Robert-Koch-Institut und der Gesellschaft der epidemiologischen Krebsregister in Deutschland e.V., Berlin [6]2008. – Die folgenden Abbildungen sind der freien Enzyklopädie Wikipedia entnommen (http://www.wikipedia.de): S. 33 (Plastikatlas | Appenzeller/Hecher/Sack, CC BY 4.0), S. 35 (Thomas Steiner, CC BY-SA 2.5), S. 78 oben (Don McCulley, CC BY 4.0), S. 78 unten (James H. Miller, USDA Forest Service, CC BY-SA 3.0), S. 83 oben (Vijayanrajapuram, CC BY 4.0), S. 83 unten (Pawel Wiecek, CC BY-SA 2.0), S. 84 (H. Zell, CC BY-SA 3.0), S. 85 (H. Zell, CC BY-SA 3.0), S. 87 (Krzysztof Ziarnek, Kenraiz, CC BY 4.0), S. 96 (Pau Pámies Grácia, CC BY 4.0), S. 99 (H. Zell, CC BY-SA 3.0), S. 106 (ImagePerson, CC BY 4.0), S. 111 (Sanu N, CC BY 4.0), S. 114 (Krzysztof Golik, CC BY 4.0), S. 116 (ally, CC0 1.0), S. 125 (Kritzolina, CC BY-SA 4.0).

Leider war es uns nicht in allen Fällen möglich, die Urheberrechtssituation eindeutig zu klären. Sollte sich bei einzelnen Beiträgen nach Drucklegung noch ein Honoraranspruch ergeben, sind wir selbstverständlich gerne bereit, diesen zu den üblichen Sätzen nachträglich zu vergüten.